思想觀念的帶動者

文化現象的觀察者

本土經驗的整理者

生命故事的關懷者

心靈工坊 PsyGarden

Caring

生命長河，如夢如風

猶如一段逆向的歷程

一個掙扎的故事，一種反差的存在

留下探索的紀錄與軌跡

星星的孩子
自閉天才的圖像思考

Thinking in Pictures: and Other Reports from My Life with Autism

作者：天寶．葛蘭汀（Temple Grandin）
譯者：傅馨芳
審閱：蔡文哲

〔推薦序一〕

兩個問題

台大醫院兒童心理衛生中心　主治醫師
蔡文哲

天寶是我的老師。

在瞭解認識自閉症的過程中，我們從很多角度下手。從長相：眼睛大大亮亮、頭大大的；從行為：眼睛不看人、不理人；從缺陷：語言發展慢、不和人互動；從特長：精通各種車牌型號、倒背如流；從家庭：哪個家人小時候有類似的問題、或者個性上某些方面很像的；從智力測驗：各分項能力的分布不均、特異；從心理學測試：有無「心理理論」能力、能否瞭解別人的想法。有的還停留在學術研究範圍的，從基因、功能性腦部攝影，期待未來更明朗的結果。當然也有更多的另類測試：重金屬、皮膜、過敏、感覺統合，讓人滿懷希望，卻多年無法證實。

我常常在初次門診詢問這些孩子的爸爸媽媽：「他怎麼讓你知道他想要什麼？」，或是另一個相對的問題：「你怎麼知道他想要什麼？」

這兩個問題不只是在我想弄清楚診斷時會問到，其實在他們長大時，來到我的門診講述各種生活狀況時，這兩個問題仍然是最關鍵的：輕易解開高深難題的大學生，卻屢屢因為作業不符合教授的要求，總是搞到被迫（多次）退學；身處資優班的亞斯伯格症國中生每隔幾個星期就會大發雷霆，把整間教室的桌椅全部摔得稀爛；或是口語能力不佳的自閉症孩子，動不動就咬人一口，照顧者傷痕累累卻毫無頭緒，不知從何處防範。多次門診長談、用藥處理控制、長時間住院觀察，其實都因這兩個問題難解。

在瞭解認識自閉症的過程中，天寶教導我們從另一個角度開始：從內向外。經由她的敘述，我們忽然發現自己站在她的視線的起點、身處她的軀體裡面、腦海當中，向外觀看、感受周遭、思考反芻、經驗情緒、甚至一同成長改變。在課堂上教學生的時候，「火星上的人類學家」的隱喻總是最為鮮明生動，聽完總會得到「啊——」，一身歷其境、恍然大悟的嘆息。另一段名言「如果將自閉症基因從人類基因中去除，一群人只會群聚在洞穴口聊天交際，一事無成」，則最易得到埋首研究的專業人員的回響。隨著設身處地的共鳴，從內而外，也不再只是光從天寶個人身上進行，而是回到我們自身，自閉症不再只是我們想瞭解的對象而已，自閉症是我們可以反躬自省，在自己的經驗中尋覓觸動而得的。

我與自閉症相遇的過程中，天寶是我的老師，她讓我們發現那兩個臨床問題固然難解，但是終究可以有答案。有孩子在第一次門診談過後，跟媽媽說「第一次有人這麼瞭解我」，明知他講的過度誇大，我還是忍不住會沾沾自喜，最想感謝的是天寶，以及曾經願意如她講故事給我聽的人。

〔推薦序二〕

看似不懂得同理，卻給了最尊重人的建議

幫助高功能自閉與亞斯伯格臉書版主
花媽　卓惠珠

拿到天寶・葛蘭汀《星星的孩子：自閉天才的圖像思考》中文稿的時候，林芳瑾慈善基金會正讓我籌備一個由電影了解泛自閉的電影工作坊。因為主持這個為期兩個月的活動，所以正第四度觀看HBO所拍攝的天寶・葛蘭汀傳記電影「星星的孩子」DVD，邊看邊比對我家孩子腦袋彷彿裝著GPS系統的圖像思考。

若想以兩小時來簡單了解自閉症，這部拍攝於二〇一〇年的「星星的孩子」，是我在眾多泛自閉電影中，最推薦的一部。除了精準地拍攝出何謂圖像思考之外，也把天寶口語情緒學習的特殊性做了清楚的表達。但我拿到這本一九九五年初版、二〇〇六年再版的書籍時，腦中跳出的第一個疑問是：「這比電影還要舊的書還需要看

嗎？」「我都已經看過四次電影了，還需要看這本書嗎？」

結果我一翻開文稿，就忍不住讀到徹夜未眠。答案是肯定的。因為天寶的邏輯思考非常清楚明白，書裡對各種行為的敘述，不論是聽覺、觸覺、視覺，都比電影傳達得更完整細膩。天寶在書中鉅細靡遺地講述人我之間，甚至人畜之間的差異。這樣的差異，一般人恐怕很難察覺，對於必須與自閉症患者朝暮相處的家屬、陪伴者而言，更是珍貴的提醒。

她比對與一般人，還有動物的各種感官與情感的差異。關於觸覺，她說：有人撫摸字母才學會閱讀，有人當感官接收到過多令她痛苦的刺激時，她會咬自己，卻不自覺咬到的是自己的身體。

她也清晰地敘述眾多感覺扭曲的狀態：「如果有兩個人同時在講話，我很難篩除其中一人的聲音，去聆聽另一個人。我的耳朵會像麥克風一樣，收入所有相同強度的聲音。一般人的耳朵就像高度定向的麥克風，它對著誰，誰的聲音就會被收進來。所以在嘈雜的地方，我聽不懂別人的話語，因我無法過濾背景雜音。」

而關於泛自閉家族經常討論的「同理心」，天寶如是說：「常有人問我，怎能關懷動物卻又參與屠殺動物的行業。」、「我覺得我自己的情感生命好像似乎跟動物比較像，因為我的情感比較單純、比較外顯，而且像牛一樣。」也許就是因為這麼單純，所以才會如此熱愛動物吧。

此外，一般人經常會有非理性的情緒，但對她而言難以想像。「我無法理解的人類情緒：否認。有些父母發現孩子四歲了還不會說話，卻不願承認孩子有問題。我無法理解這種讓情感蒙蔽理智的心態。」

天寶發現了問題，接著就是書寫她的探索，跟自己尋得的答案。看似不懂得同理的人，卻給了最懂得尊重的建議。原來難以改變的固執，可以成就一個人。

「許多自閉兒都有不同的固著性偏好，有的老師會想辦法去破除它。事實上，他們反倒應該開發它，將它導入具有建設性的活動。比方說，如果孩子迷戀上船，那不妨用船來激起他對閱讀和數學的興趣，例如鼓勵他閱讀有關船的書籍，或應用算數來計算船速。」

這本書也談到亞斯伯格成人的出路，非常吸引我。原來，一點點的自閉特徵可以是一種優勢。「在一個理想的世界裡，科學家應該尋找一種方法來預防重度自閉症的發生，但容許輕度自閉症的存在。畢竟，第一個石矛並不是長袖善舞的人發明的。它很可能是一個亞斯痞發明的，當別人都圍著營火忙著交際的時候，他卻在一旁鑿石。若非自閉症的特性，我們可能至今還住在洞穴裡。」

身為一個二十一歲國立大學資訊科系高功能自閉孩子的母親，我用此書的敘述來印證自己對孩子的教導方針，以及他成長至今與論述的吻合程度。天寶・葛蘭汀肯定誠實正直道德的教養。我也是。

（歡迎加入花媽的臉書：https://www.facebook.com/aspergerhouse）

〔推薦序三〕

現在，決定未來

財團法人中華民國自閉症基金會執行長
劉增榮

天寶．葛蘭汀說：「知識的增長使我越來越正常」。但是，知識並不是讓我們了解自閉症唯一的方式。透過天寶多年來接觸到各種異質性自閉症患者的經驗分享，以及她自己成長磨難經歷的現身說法，帶領我們走進自閉症患者的世界。

天寶分享許多自閉症患者因感官感覺問題而產生異常行為的例子，例如：許多自閉兒喜歡用他們的嗅覺，因為氣味提供的周遭訊息比視覺或聽覺來得可靠；挑食的原因，對某些星兒來說，氣味或味道強烈的食物會讓他們過於敏感的神經系統無法招架；還有的自閉症者無法同時看和聽，當他在聽別人講話的時候，視覺接收到的信號便失去了意義，講電話是他們比較喜歡的社交方式等等，讓我們原本對他們只知其一不知其二的問題行為有豁然開朗的理解。作者提醒我們觀察自閉症患者的行為有助於理解他們深層感官感覺的問題，可以化解許多不必要的誤會與偏見。

自閉症患者的存在是多元社會的一部分。要幫助他們融入社會生活，成為社會上有價值的人，就必須對自閉症患者的思考模式和生活行為有深層的了解；同時，透過教育來發展他們優勢潛能，而不是補強他們的不足，如此才能幫助他們找到出路。

現在，就可以決定孩子的未來！讓我們以肯定、接納的態度擁抱「星星的孩子」。

推薦語

本書作者天寶・葛蘭汀教授身為自閉症患者，以部分自閉症者係用圖像思考處理事物破題，這種完全出乎我們所能想象之思考模式，啟示了面對自閉症患者，任何事情不能以想當然爾推論。與他們互動或服務時（含教育措施），宜採多元思考，深入了解因應，提供個別化服務（尤其政府各單位服務措施），以利提升其優勢能力，貢獻社會。自閉症者只是較少數生活習性不同的同胞，絕非異類。

——高雄市自閉症協進會理事長　蕭義雄

看了此書，讓我覺得之前我們對自閉症孩子的了解太少了。我們只看到他們外顯行為，而無從了解他們的內在感覺。我們所做的教育與照顧，與他們所需要的，可能偏差太遠。這本書是天寶以自己的模式敘述自閉症患者的感受，個人建議所有教師與父母一定要讀這本書，才能找到了解自閉症患者的大門，一窺肯納自閉症者的內心世界。

——財團法人肯納自閉症基金會董事長　彭玉燕

我們借助行為觀察機會談來認識的自閉類障礙症（Autism Spectrum Disorder），能從患者本身的角度去描述他的行為背後的原因，對專業工作者而言是最樂見的。天寶・葛蘭汀在視覺與圖像思考的優勢，讓她成為頂尖的專業人士，她努力以她個人的經驗及觀點，將自閉症看世界的方式介紹給大家，鼓勵大家認識這群患者開發他們的能力，真是本不可多得的好書。

——宇寧身心診所院長　吳佑佑

作者的話

自本書初版至今的十年間，我們對自閉症的了解已有很大的變革。過去美國鮮少使用亞斯伯格的診斷，現在頻繁多了。那時我們的醫療不如今日這麼先進，可參考的科學文獻也不像現在這麼多。

同時，我們對自閉症患者不同的思考模式也有了很多的認識——其實並非所有的自閉症患者都是視像思考的。為了讓本書的內容盡可能貼近時代，以便發揮最大的功效，我決定將有關自閉症的最新研究、診斷、治療納入，寫在每章最後的新增單元，這些單元都有明顯的標註。我也增添九十筆新的參考資料，以及許多新的資源和有用的網站。

天寶．葛蘭汀
二〇〇五年八月四日

目次

前言

奧立佛・薩克斯
《火星上的人類學家》作者、神經科醫師

一九八六年，一本不同凡響、前所未有、且從某個角度來看不可思議的書出版了，那就是天寶・葛蘭汀的處女作《*Emergence: Labeled Autistic*》。說它前所未有，是因為我們從來沒有看過自閉症的「內幕報導」；說它不可思議，是因為四十多年來醫學武斷地認定，自閉症患者沒有「內幕」、沒有內心世界，即便有，也是永遠無法進入或表達出來的；說它不同凡響，是因為它的直接和清晰是那麼極致（且奇特）。天寶・葛蘭汀的聲音來自一個從未發聲過的地方，一個從來沒有人認為它存在的地方，不過，這都成為過去了──天寶・葛蘭汀不僅為自己發聲，也為成千上萬在我們當中的其他自閉症成人患者發聲，其中不乏天資過人的個體。她揭露了一個事實，讓我們意識到，或許有些人建構的世界和生活方式與我們截然不同，而且不同得幾乎難以想像，但他們的人性並不亞於我們。

「自閉症」這個詞對大多數人來說仍然帶有刻板、可怕的含意——他們會看到一個沉默不語的孩子搖晃、尖叫的畫面，一個無法接近、脫離人群的孩子。而且我們幾乎總是談自閉兒，從來不提自閉成人，好像這樣的孩子永遠長不大似的，或不知怎地被離奇拐走，從地球或社會消失了。或者我們會聯想到一個自閉的「天才白痴」，一個異於常人、有著怪癖和重複動作的生活白痴，卻擁有神乎奇技的計算、記憶、繪圖之類的能力——就像電影「雨人」中刻畫的天才白痴。這些印象不全然是錯的，但它們沒能指出，有些型態的自閉症其實不會讓人如此失能（雖然可能真的會使他的思考方式與感知很不「正常」），反而可能帶給他豐碩的生命（特別是智力、理解力高，且受過高等教育的），以及獨特的洞見與勇氣。

這一點，漢斯·亞斯伯格有很清楚的認知，他曾在一九四四年描述過這些「高功能」型態的自閉症——但亞斯伯格這篇發表在德國的論文，可說被世人輕忽了四十年。終於，在一九八六年，天寶的處女作驚人地問世了。如果說她的書，雖然是一個個案史，但能對醫學和科學思維產生當頭棒喝的正面影響，使人們對「自閉」的意義抱持較為寬宏的態度（事實上也有必要這麼做），那麼它也可以說是一份極具吸引力的人類文獻。

自天寶寫她的第一本書，至今已經十年了（編按：本序文撰寫於一九九五年）。這十年來，她繼續著她特異、孤僻、頑強、專心致志的人生——界定自己為動物行為學的教授以及牲畜設備的設計師，力圖讓人們了解動物、人道地對待動物，力圖讓人們對自閉症有更深入的了解，力圖發揮她的影像和文字的力量，也同樣不遺餘力地力圖了解那個奇怪的物種——我們——並力圖在一個非自閉人的世界裡找到自己的價值和定位。如今她又一次大膽嘗試寫書（這期間她寫了許多科學論文和演講），帶給我們一部全新、更加深思熟慮、完整統合的敘述式論述作品——《星星的孩子：自閉天才的圖像思考》。

在這本書裡，我們可以看見並體會到天寶兒時的磨難——那些她無法阻絕在外的嗅覺、聽覺和觸覺對她的猛烈攻擊；她如何無休無止地尖叫、搖晃，與他人隔絕；或突然發脾氣，四處丟擲排泄物；或（在全然與世隔絕的狀態中，用她異於常人的專注力）目不轉睛地望著幾顆沙粒或手指的指紋好幾個小時。我們感受到這個可怕的童年帶給她的混亂與驚恐，以及她隨時可能被送進精神療養院，終身受到禁錮的不安感。讀到她剛開始學會略具雛形的話語，意識到語言近乎神奇的力量，藉著它，她或許比較能駕馭自己、與他人建立連結，我們似乎身歷其境。我們跟著她重溫她的學生時代

——她完全無法了解別人或被別人了解的處境；她對碰觸的強烈渴望與恐懼；她怪誕的幻想——幻想一部神奇的機具能夠提供她所需的碰觸，她所渴求、但她可以完全掌控的「擁抱」；還有一位傑出的理科老師，竟然能穿透種種的異常和障礙，看到這個奇怪的學生不尋常的潛能，去引導她的執迷，為她開啟了日後的科學生涯。

我們同時也感受得到，她對牛的特殊情感與理解，雖然也許我們無法全然了解。天寶對牛的全心投入，讓她漸漸成為世界知名的牛的心理與行為方面的專家、處置牛的機具與設施的發明家、以及人道對待牛的大力提倡者（這本書原本的書名是「牛的觀點」）。我們得以一窺她對別人的心思的茫無頭緒，她無法解讀他們的表情和意圖，卻下定決心去研究他們，研究我們、我們的另類行為，科學地、有系統地，彷彿（以她自己的說法）她是「來自火星的人類學家」。

這些我們全都感受得到，儘管天寶的文句是如此簡單、坦率，既不謙遜、也不誇耀，欠缺任何規避或造作的能力，但它們卻是如此動人、奇特。也許這樣的寫作風格正是我們能感同身受的部分原因。

比較前後兩本書，我們會發現她驚人的轉變。在這十年之間，天寶在專業上獲得越來越多的肯定與成就——她不斷巡迴、輔導、演講，她所設計的處理牛群的設施與畜欄如今遍及世界各地——也在自閉症的領域裡，建立越來越多的威信（她的演講和著述有一半是關於自閉症）。原本寫作對她來說並不是一件容易的事，倒不是因為她欠缺語文能力，而是因為她無法揣測別人的心思，她無法想像聽眾跟她不同、洞悉不了她腦子裡的經驗、聯結、背景知識。她的著述裡會出現令人納悶的斷層（例如在敘述中沒有預告就突然冒出來的人物）；她會隨意提及讀者並不知悉的事件；她也會令人一頭霧水地突然轉變話題。根據認知心理學家的說法，自閉症患者欠缺「心智理論」——對別人的心智或心智狀態有任何直接感知或想法——而這正是他們種種障礙的癥結。令人難以置信的是，如今已邁入不惑之年的天寶，在寫處女作之後的十年期間，對於別人和別人的心智、他們的覺受和個別的習性，已然培養出一些真正的了解。而現在《星星的孩子：自閉天才的圖像思考》所展現出來的正是這一點，它為這部書增添了她上一部書鮮有的暖意與色彩。

的確，當我在一九九三年八月第一次遇見天寶的時候，我的最初印象是她非常「正常」（或者應該說她非常善於模擬正常人），所以我很難意識到她確實患有自閉症——但在一個週末的相處過程中，她的病症一籮筐地顯現了出來。當我們一塊兒去散步的時候，她透露她從來不「了」羅密歐與茱麗葉（「我從來搞不懂他們在幹什麼」），她說她無法了解人的各種複雜的情緒（她提到一位對她懷有敵意、試圖破壞她的作品的男同事：「我得學習去懷疑別人，我得以認知的方式學習……我無法看出他臉上嫉妒的表情」)。

她不斷提到電視影集「星際奇航記」裡的生化人百科,說她如何跟他一樣是個「純理性的生命體」——但又如何跟他一樣,希望自己能具有人性。其實在過去的十年裡,天寶已經擁有許多人性的特質,當中值得一提的是幽默的能力,甚至我們以為自閉症患者不可能擁有的耍小詭計的能力。當她要帶我去參觀她設計的一家工廠時,她要我戴上工程安全帽、穿上工裝褲,並說:「你現在看起來就像個衛生工程師!」然後歡天喜地將我偷運進去,騙過了警衛。

令我驚異的是,她跟牛的關係是如此良好,對牛的了解是如此深刻——當她跟牠們在一起時,充滿了快樂、關愛的神情——但在許多與人相處的場合,她卻顯得非常不自在。當我們並肩同行時,我也驚異地發現,即使是一些最簡單的情緒,她似乎都感受不到。「山巒很美,」她說,「但我對它們並沒有什麼特殊的感覺,那種你似乎很享受的感覺……你望著小溪、花朵,我看得出你從中得到很大的樂趣,我卻享受不到。」

離別前,在我們驅車前往機場的途中,她突然流露的道德和精神層次的高度令我肅然起敬,我原以為沒有自閉症患者能有這樣的情操。開著車的天寶忽然間開始抽搐落淚,她說:「我不希望我的想法跟著我死去,我希望我是有所作為的……我需要知道我的生命是有意義的……我講的是，我存在的真正本質。」

於是，在我與天寶相處的這短暫（卻充實）的幾天，我發現雖然她在許多方面是如此無趣和匱乏，但在其他方面，她的生命卻是無比健康、深邃、充滿人性的磨練。

如今，天寶四十七歲了，在思索、探究自己的本質上從來不曾間斷。她認為自己擁有很典型的具體又視像的本質（它是很大的優勢，卻也是限制）。她認為「圖像思考」為她和牛之間建立了特殊的友好關係，且她的思考模式跟牠們是屬於同一類型的，雖然思考的等級遠超過牠們——但可說她是以牛的觀點來看這個世界。因此，即使天寶經常將自己的心智比喻為電腦，但她及她特有的思考和覺受卻是很有生命力的。她在書中無所顧忌地談論「感覺與自閉症」、「情感與自閉症」、「人際關係與自閉症」、「天才與自閉症」、「宗教與自閉症」，這些篇章和「與動物的連結」及「理解動物的意念」篇章並置，或許顯得突兀——但顯然對天寶而言，那是一個從動物到靈性、從牛到超驗的經驗連續性。

天寶認為圖像思考代表的是一種感知模式，一種覺受、思考、存在模式，我們也許會稱之為「原始」，但它不是「病態」。

天寶沒有美化自閉症，她也沒有少談自閉症如何讓她無法體驗我們可能窮盡大部分的人生所追求的社交、樂趣、報償、情誼。但她對自己的存在和價值懷有堅定、積極的觀念，弔詭的是，自閉症可能正是促使她如此的部分原因。在最近一次演講的結尾，她說了這一段話：「如果我彈彈手指就能讓自己變得正常，我也不會這麼做——因為那麼一來，我就不會是我了。自閉症是我所以為我的部分原因。」如果說天寶與我們大多數人大相逕庭，那並不會使她較沒有人性，她不過是展現人性的方式與我們不同罷了。本書最終是對本體的探索，是一位聰明絕頂的自閉症患者對自己是「什麼」以及自己是「誰」的探索。這是一部非常動人又迷人的書，因為它為我們和她的世界之間架起了一座橋樑，並且讓我們看見一個很不一樣的心智。

第一章

圖像思考

自閉症與視像思考

我用圖像思考，語文對我來說比較像是第二語言。我把說的話和寫的字轉譯成全彩電影，配上聲音，就像在腦子裡看錄影帶一樣。有人跟我說話的時候，他的話會立即被轉譯為圖像。用語言思考的人，往往很難理解這樣的模式，但是對身為畜牧業設備設計師的我而言，視像思考給了我工作上莫大的優勢。

視像思考讓我光憑想像就能把整套系統建構出來。在我的職涯中，我曾設計過各式各樣的設備，從牧場處置牛的圍欄，到獸醫作業和宰殺程序中處置牛豬的系統。我曾為許多大規模的家畜公司工作。事實上，美國三分之一的牛豬處置設備都是我設計的。有些雇用我的人甚至不知道他們的系統出自一個自閉症患者。我很珍惜自己的視像思考能力，也永遠不想失去這個能力。

超越常人的視像空間能力

自閉症中最令人費解的一點，就是大多數患者都擁有超越常人的視像空間能力，但語言能力卻很差。我童年和少年時，以為每個人都是用圖像思考的，我完全不知道自己的思考方式異於常人。事實上，我是到最近才知道這個差異有多大。在會議和工作上，我開始詳細詢問別人是如何從記憶庫裡提取資料的，他們的回答讓我意識到我的觀想力遠超過大多數的人。

我相信是這份觀想力，使我能理解在工作上接觸的動物。在事業的草創期，我曾藉助相機來設身處地了解動物通過導槽去接受治療的景況。我會跪在地上，從牛眼的高度拍攝導槽內部的狀況。根據這些照片，我便能知道有哪些東西會讓牛害怕，例如陰影和陽光的亮點。當時我用的是黑白底片，因為二十年前科學家相信牛是色盲。而今日，研究顯示牛看得見顏色，不過這些照片讓我能透過牛的觀點來觀看這個世界，為我的工作提供了獨特的優勢。它們使我了解，為什麼這些動物會拒絕進入某個導槽，卻願意通過另一個導槽。

每次要解決設計上的問題，我都會先運用我的觀想力和以圖像看世界的能力。我從小就喜歡設計東西，不斷實驗新型的風箏和模型飛機。小學時，我曾把一個壞掉的輕木飛機改造成直昇機，我一轉動螺旋槳，它便直接往上飛了大約三十公尺。我還做過鳥形的紙風箏，讓它跟在我的腳踏車後面飛。這些風箏都是我從單張的厚畫紙剪下來，然後用線拉著飛的。我嘗試以不同的方式彎曲翅膀，以增加風箏的飛行力。我發現將翅膀的尖端往上彎曲可以讓風箏飛得比較高，三十年後，民航機才開始出現這樣的設計。

現在，在工作上，每當我設計的設備要施工以前，我都會先在腦子裡測試它。我會觀想這套設備在各種可能的狀況下使用的情形，例如不同體型和不同品種的牛隻，在不同氣候下可能出現的狀況。這麼一來，我便可以在施工之前修正錯誤。近日，新興的虛擬實境電腦系統讓人們興奮不已，大家戴著特製的大眼鏡，全神貫注地玩起電動遊戲，但我反倒覺得它們跟粗糙的卡通影片沒兩樣。我的想像力的運作方式，就好比電影「侏羅紀公園」裡，創造那些栩栩如生恐龍影像的電腦製圖程式。當我用想像力模擬一套設備或試圖解決工程上的問題時，就好像在腦中觀看錄影帶一樣。我可以從任何角度去觀察，將自己定位在設備的上方或下方，同時旋轉它。我不需要先進的製圖程式來進行3D設計的模擬，我可以在我的腦子裡做得更快、更好。

腦中的影帶庫

我一向習慣從腦中的影帶庫去提取許多片段的小影像，將之拼湊在一起，創造出新的影像。我經手過的每一個項目——鋼門、柵欄、門閂、混凝土牆等等，都會在我腦中留下影像記憶。要創造不同的設計時，我就從記憶裡提取各種影像片段，再合成一個新的整體。隨著影帶庫的擴充，我的設計能力也日益精進。這些影帶般的影像，有些來自實際經驗，有些是我從文字資料轉化成的圖像。我可以觀想擠壓槽、卡車裝貨坡道、各種畜牧設備的操作。實際與牛接觸和操作設備的經驗愈豐富，我的視像記憶就愈強。

我第一次使用到影帶記憶庫，是在早期的一個畜牧設計案中，那次是為亞利桑那州的約翰韋恩紅河養殖場設計一個浸泡槽及一套處置牛的設施。浸泡槽是個二一〇公分深的游泳池，又窄又長，以便讓牛隻魚貫通過，裡面添加了大量的殺蟲劑以殺死牛隻身上的壁蝨、蝨子和其他體外寄生蟲。當時是一九七八年，既有的浸泡槽非常不理想，經常弄得動物驚慌失措，牠們被迫從一個滑溜溜的陡峭混凝土斜坡滑落到槽裡。牠們往往不肯跳進槽裡，有時甚至會倒栽蔥地落水而溺斃。而設計斜坡的工程師從來沒想過為什麼牛會如此害怕。

我到養殖場的第一件事，就是揣摩牛的想法，試著從牠們的雙眼向外看。因為牛的眼睛長在頭的兩側，有廣角的視野，所以牠們通過這套設施的時候，頭上就像帶著一個廣角攝影機。在此之前，我花了六年的時間研究牛所看到的世界，也在亞利桑那各地觀察過無數頭牛通過不同的設施，所以我非常清楚牠們為什麼害怕。那些牛的感覺，想必就像被迫從飛機的逃生梯跳到海裡一樣。

牛會被強烈的明暗對比以及突然移動的人或物嚇到。我曾見過兩個導槽，設計得一模一樣，但其中一個，牛可以輕輕鬆鬆地穿越，另一個卻令牛卻步。這兩個導槽唯一的不同點，在於被太陽照射的方位，牛拒絕通過是因為導槽內有大片陽光造成的黝暗陰影。在我觀察到這一點之前，養殖業無人可解為什麼有的醫療設施運作得比較順暢，而其他的卻不行，只因為沒有人觀察到這些關鍵性的小細節。對我而言，浸泡槽的問題就更是一目瞭然了。

視像模擬改良過程

要設計一個比較理想的系統，第一步就是蒐集全部現有的浸泡槽資訊。我總是參考最先進的設計，這樣就不必浪費時間從零開始研發。然後我會參考畜牧方面的刊物和我的影帶記憶庫，這些刊物提供的資訊通常十分有限，而我當時的記憶庫儲存的也都是不良的設計。但根據我對其他設備如貨車卸貨坡道的了解，我想牛隻會願意走在裝有止滑片的坡道上，因為這樣牠們可以站得比較穩，不會滑跤，滑行會令牠們驚慌和倒退。我所面對的挑戰就是設計一個牛會願意通過的入口坡道，然後讓牛跳到水裡，水深足以淹沒牠們，這樣才能滅除牠們身上所有的蝨，包括藏在耳朵裡的。

我開始在腦中進行3D的視像模擬，實驗不同的入口坡道設計，並想像牛如何通過它們。最後，我的設計由三個影像結合而成：一個是我記得的亞利桑那尤馬鎮（Yuma）的浸泡槽，一個是我曾在雜誌上看到的移動式的浸泡槽，還有一個是我在亞利桑那托里森（Tolleson）的史威福特（Swift）肉類加工廠見到的一座有束縛設備的入口坡道，我設計的新浸泡槽入口坡道便是根據這個坡道改造而成。我的設計有三個創新的特色：一個不會讓動物害怕的入口坡道、一套改良的化學藥品過濾系統，以及利用動物的行為原理來防止牛隻離開浸泡槽時過於激動的作法。

我做的第一件事，是將坡道的材質從鋼改為混凝土。最終定案的設計，是一個二十五度角向下傾斜的混凝土坡道。坡道上有深深的溝紋，讓牛可以站得穩當。表面上坡道看似緩緩降到水面下，事實上坡道到了水面下便突然中斷。動物看不見這個降落點，因為浸泡的藥物將水染了色。當牛隻踩空落入水中時，牠們會乖乖沉下去，因為身體的重心已經讓牠們無法回頭。

浸泡槽施工前，我多次用想像力測試這個入口坡道的設計。養殖場許多牛仔持保留態度，不相信我的設計能解決問題。完工後，他們暗地裡加以改造，因為他們堅信我的設計行不通。他們在止滑的坡道上鋪了金屬板，將它改回傳統的滑溜式的入口坡道。第一天使用，兩頭牛就淹死了，因為牠們在驚慌之下，栽了跟斗倒翻過去。

我一看到那塊金屬板，就立刻要那些牛仔把它移走。後來他們發現坡道因此運作得完美無瑕，大吃一驚。每一頭牛都跨過陡然的降落點，然後噗通一聲掉進水裡，沒有掙扎。我給這個設計一個暱稱，叫「水上行走的牛」。

據我多年來的觀察，許多牧場管理人和飼養牛的人都認為，讓牛進入處置設施唯一的辦法就是強迫牠們。養殖場的主人和管理員很難相信如果浸泡槽和束縛槽之類的設施設計得當，牛會自動進入。但我能想像動物的感受，如果我有牛的身體和蹄，我會很害怕踏上滑溜的金屬板。

動物離開浸泡槽後，還有一個問題待解決。出口的平台通常分隔成兩個圍欄，讓牛待在裡面晾乾，一邊滿了，就開放另一邊。沒有人了解為什麼走出浸泡槽的牛有時會變得很激動，但我猜想，那是因為牠們想跟前面比較乾的夥伴在一起，就像在操場上被迫跟同學隔開的孩子一樣。於是我在兩個圍欄間加裝了一個實心柵欄，防止一邊的牛看見另一邊的牛。這個辦法其實很簡單，我很訝異過去居然沒有人想到過。

至於將浸泡槽裡的牛毛和其他雜物濾除與清除的系統，我是根據游泳池的濾清系統設計的。我在腦中瀏覽了兩具我實際操作過的泳池濾清器，一個是我阿姨布里琴的亞利桑那牧場上的，另一個是我們家的。為避免水濺到浸泡槽外面，我複製了泳池的混凝土懸垂頂蓋。這個想法，跟許多我最好的設計一樣，都是夜晚我快進入夢鄉之際，清晰浮現於腦海中的。

聯想飄移

因為患有自閉症，我無法自然而然吸收大多數人習以為常的資訊，而需要特意把資訊儲存在腦子裡，就像它被存放在光碟唯讀記憶體裡一樣。當我回想學過的東西時，我就在腦子裡把影帶重播一次。我記憶中的影像永遠是明確具體的，例如想起自己在生產者養殖場（Producer's Feedlot）或麥克艾爾漢尼牛公司（McElhaney Cattle Company）操作醫用槽處理牛的情況。我清楚記得牛在那個特定情境下的行為，記得那些牛槽和其他設備是如何建造的。每個案例裡的鋼圍欄和管欄杆的建造也都詳實存在我的視像記憶裡。我可以不斷播放這些影像、研究它們，以解決設計上的問題。

如果我讓思緒飄移，映像就會如自由聯想般，從柵欄的建造跳到一個熔接場，在那兒我曾看過欄柱的切割過程以及熔接工老約翰製造柵門的景象。要是我持續想著老約翰熔接柵門這件事，映像就會轉換到我處理的幾個案件裡一系列製造柵門的短片。每段映像記憶都會以這種聯想的方式喚起另一段，所以我的白日夢可能會從要解決的設計問題漫遊到很遠的地方。接下來我可能會看見自己愉快地聆聽約翰和工人們講述戰爭故事，像是鋤耕機挖到響尾蛇巢穴的事，那部鋤耕機後來被擱置了兩個禮拜，因為沒人敢靠近它。

這個聯想歷程說明了我的思緒會如何偏離主題。重度自閉症患者很難停止綿延不斷的聯想。而我能夠煞住，將思緒拉回到主題。當我發現自己的注意力已偏離要解決的設計問題太遠時，我就告訴自己回到那個問題上。

有些成年的自閉症患者語言沒有問題，而且能夠清楚地描述他們的思考歷程。與這類患者的訪談顯示，他們大多是用視像思考。嚴重失能、會說話但無法說明自己如何思考的患者，思考模式是高度聯想式的。《沒有道理》（*Without Reason*）的作者查爾斯·哈特（Charles Hart）在書中描寫他患有自閉症的兒子和弟弟，他用一句話蓋括了兒子的思考模式：「泰德的思考方式不是邏輯的，而是聯想的。」這說明了泰德為什麼說：「我不怕飛機，所以它們才飛得那麼高。」他的想法是飛機飛得那麼高是因為他不怕它們。他將兩則訊息，也就是飛機飛得很高，以及他不怕高，連結在一起了。

還有一個現象指出視像思考是自閉症患者處理訊息的主要方式，那就是許多自閉症患者的拼圖、認路、過目即能記住大量資訊的特異能力。我自己的思考模式很類似陸瑞亞（**A. R. Luria**）在《記憶大師的心靈》（*The Mind of a Mnemonist*）中所描述的。這本書描寫一位展現驚人記憶力的報社男記者。這位擅長記憶術的人跟我一樣，所有他聽過或讀過的東西都是視像。陸瑞亞寫著：「當他聽到或讀到一個字彙時，這個字彙會立刻轉換為一個視像，也就是這個字對他而言所代表的物體影像。」偉大的發明家尼可拉．泰斯樂（Nikola Tesla）也是一個視像思考的人。當他設計發電用的電渦輪時，每一具渦輪都是在他腦中建構的。他運用想像力操作它，並修正錯誤。他說渦輪在他腦子裡還是在工廠測試都無所謂，反正結果都一樣。

在職涯早期，我常跟肉類加工廠的其他工程師發生衝突。我無法想像他們怎會那麼笨，沒能在安裝設備之前看見設計圖的錯誤。現在我才知道，問題不在愚笨，而是欠缺觀想的能力。有家肉類加工廠設備製造公司解雇了我，因為我跟那兒的工程師為一個設計起了爭執。那個設計最終造成一座高架軌的崩塌，那是用來將五百四十公斤的牛體從輸送機尾端吊起的高架軌。每當一具牛體離開輸送機時，會垂落大約十公尺，然後就被高架軌上吊運車的鍊條驟然煞住。這部機器第一次操作的時候，高架軌就從天花板上給扯了下來。員工於是把它拴得更緊一些，且加裝了更多托架來固定它。結果只是暫時解決了問題，因為牛體晃動鍊條的力量太大了。固定高架軌是治標不治本的做法，我試圖警告他們，這就像把迴紋針來回彎折太多次，不久它就會斷掉一樣。

不同的思考方式

人有不同的思考模式，這並非什麼新見解。法蘭西斯．高登（Francis Galton）在《人的官能與發展之探究》（*Inquiries into Human Faculty and Development*）中寫過，有些人可以在腦子裡清晰地看見圖像，「但對其他人而言，意念似乎不是心智圖像，而是事件的符號。圖像少的人會記得早餐吃了什麼，但他們看不見早餐的樣子。」

直到大學我才知道，有些人的思考是純語文式的，他們只用語文思考。我第一次有這樣的懷疑，是因為在一本科學雜誌裡讀到一篇文章，它談的是史前人類工具使用的演進。某位知名的科學家臆測人類必須先發展出語言，才能發展出工具。我覺得這個論點荒謬透頂。但這篇文章讓我頭一回意識到，我的思考方式真的跟其他許多人不一樣。當我發明東西的時候，我使用的不是語言。有些人思考時使用的也是清晰的圖像，但大多數人的思考是合併了語言和模糊籠統的圖像。

影像與概念

比方說，很多人在讀到或聽到「尖頂教堂」時，腦子裡會浮現一個沒有什麼特色的普通教堂，而不是某個特定的教堂或尖頂教堂。他們的思考模式是從一個概念推移到個別的例子。過去，當語文式的思考者無法理解我努力想要表達的意念時，我常有很深的挫折感，因為他們看不見我所看見的清晰圖像。同時，我的腦子會不斷地更新概念，因為我會在記憶庫裡加入新的資料，就像在電腦裡更新軟體一樣。我的心智隨時願意接受新「軟體」，但我發現有些人往往不太能夠接收新的資訊。

不同於大多數的人，我的思考是從映像般的特定影像到概念。譬如，我對狗的概念跟我所知道的每一隻狗糾結在一起，就好像有一組目錄卡，記錄著我所見過的狗，還附有照片。因為我會添加更多的例子到我的影帶庫裡，這套目錄也就越來越大。如果我想到大丹狗，第一個閃進腦子的記憶就是丹斯克，牠是我高中校長養的大丹狗。接下來我會看見遞補丹斯克空缺的海嘉。然後我會想到亞利桑那州的阿姨養的狗。最後一個影像則是來自飛特威爾椅套廣告裡的大丹狗。我的記憶通常會完全依照時間的順序浮現在腦海裡，而且我所看到的影像全都是特定的，都不是沒有特性、籠統的大丹狗。

然而，並非所有自閉症患者都是高度視像思考者，或以這種方式處理訊息。其實全世界的人都在一個觀想力的連續性上，從幾乎完全沒有，到看見模糊、籠統的圖像，到看見半特定的圖像，到看見非常特定的圖像，跟我一樣。

每當研發新設備，或思考新奇有趣的東西時，我都會組成新的視像。我可以把見過的影像重新排列，創造出新的圖像。例如，我可以想像一個用電腦製圖程式模擬出來的浸泡槽出現在我朋友的電腦螢幕上。由於他的電腦並沒先進的 3D 旋轉製圖程式，所以我會運用想像力把在電視或電影看到的電腦製圖法加上去。於是在我的視像中，這個浸泡槽會像出現在電影「星艦奇航記」（Star Trek）裡的高品質電腦製圖一樣。接著，我可以挑一座特定的浸泡槽，例如紅河養殖場的那座，將它重新繪製在腦中的電腦螢幕上。我甚至可以複製電腦螢幕上草圖式的 3D 骨架影像，或像看實物的錄影帶一樣地想像這座浸泡槽。

同樣地，我在一家養殖場建設公司工作時，經由仔細觀察公司裡一位才華洋溢的製圖人大衛，而學會了繪製工程設計圖。大衛能夠輕而易舉畫出讓人歎為觀止的設計圖。離開那家公司以後，我的草圖都得自己畫。於是我花了好幾個小時研究大衛的繪圖，並將它們攝錄在記憶庫裡，之後我竟能模仿大衛的繪圖風格。畫第一張設計圖時，我將大衛的一些圖擺在面前，邊畫邊看。然後我開始仿照他的風格畫新的設計圖。畫了三、四張後，我就不需要把他的圖放在桌上了，因為這時我的錄像記憶已經完全設定好了。臨摹設計圖很容易，但是完成紅河設計圖時，我不敢相信那些圖是自己畫的，當時，我認為它們是上帝的禮物。我能夠學會繪圖，還有一個因素，那就是使用大衛使用的工具，就這麼簡單。我使用同樣牌子的鉛筆，此外，直尺和規板也讓我不得不慢下來，用心把想像中的視像描繪出來。

我藝術方面的能力在我小學一、二年級時就顯現了。我的色感非常敏銳，畫了幾幅海灘的水彩畫。四年級的時候，我用黏土做了一個很可愛的馬的模型，那是一個即興創作，但後來我再也無法捏塑出一個完全一樣的。高中和大學的時候，我從來沒有嘗試過工程圖，但在大學某次藝術課上畫畫時，我了解到慢慢畫的重要性。當時我們的作業是用兩個小時畫一隻我們穿的鞋子，老師要求我們一定要花整整兩個小時去畫那隻鞋。我很驚訝最後我可以把鞋畫得那麼好。雖然剛開始嘗試畫設計圖的時候，我畫得糟透了，但只要把自己想成是大衛，那位製圖人，我便能自然而然地慢下來。

非視像訊息的處理

無法透過圖像思考的事物，自閉症患者很難學會。名詞是自閉兒最容易學的字彙，因為它們可直接連結圖像。語文能力強的自閉兒，就像我小時候一樣，或許可以使用自然拼音法來學習閱讀。書寫的文字對我來說太抽象，所以記不住，但我能勉強記住那五十個左右的語音和幾個規則。功能較低的孩子往往需要靠聯想，所以將他們生活環境中的物件貼上文字標籤，會有助於他們學習。至於那些重度失能的自閉兒，字彙如果用他們可以觸摸的塑膠字母拼出來，會比較容易學習。

學習：設法將一切視像化

表示空間關係的字彙，如 over（在……之上）和 under（在……之下），對我來說毫無意義，直到我用視像把它們烙印在記憶裡。直至現在，每當我聽到 under 這個字單獨出現時，仍會不由自主想起自己在學校某次防空演習時躲在自助餐廳桌下的景象，那是一九五〇年代早期美國東岸常見的景象。每個單字所勾起的第一個記憶，永遠都是兒時的記憶。我記得當時老師要我們安靜排成一縱隊走到餐廳，然後每六個或八個孩子蜷縮在一張餐桌下。如果我沿著這個思緒想下去，就會浮現越來越多相關的小學記憶。我會想起老師在我打了艾福瑞德後訓斥我，而我打他是因為他在我的鞋子裡塞了泥巴。這些記憶會像錄放影機裡的錄影帶一樣，在我腦中放映。如果我放任自己的腦子去不斷聯想，它就會從 under 這個字漫遊到十萬八千里之外，來到南冰洋海面下的潛艇，和披頭四的歌「黃色潛艇」。如果我讓我的注意力停留在黃色潛艇的畫面，我就會聽到那首歌，於是我會開始哼唱，唱到人們上船的那段時，我的聯想又會跳到我在澳洲看到的一艘船的舷梯。

我也將動詞視像化，jumping（跳）這個字會讓我想起我在小學舉辦的奧林匹克模擬賽跳欄的場景。副詞經常勾起不當的影像——quickly（快速地）會讓我想到 Nestle's QuikNestle's（譯註：雀巢出產的沖泡式飲料商品，作者的聯想源於商標名的 Quik 字）——除非它們搭配著一個動詞，讓我的視像得以修正。比方說，「他跑得很快」就會讓我想到一年級讀本裡，迪克跑得很快的動化影像，而「他跑得很慢」則會讓這個影像慢下來。小時候，我會把 is, the, it 之類的字省掉，因為它們本身沒有什麼意義。同樣，of 和 an 這等字也令我不解。後來我還是學會了恰當地使用它們，因為我的父母一向只說標準的英文，所以我也模仿了他們的語言模式。但直到今天，某些動詞的詞形變化，例如 to be，對我來說仍不具任何意義。

閱讀時，我會把書寫的文字轉譯為彩色電影，或把一整頁文字直接攝錄在記憶裡，留待以後閱讀。讀取這些資料時，我腦中會浮現出這一頁的影本，因此我就能像讀電子提詞機一樣的讀它。電影「雨人」所描繪的自閉天才白痴雷蒙可以記住電話簿、地圖，和其他資訊，很可能使用的也是類似的策略。他將電話簿的每一頁影印在記憶裡，當他需要某個號碼時，就去一頁頁地瀏覽腦子裡的那本電話簿。每次要從記憶裡提取資料，我就得重放一次錄影帶。想快速找到所需的資料有時很難，因為我得看好幾個影帶的片段，才能找到所要的影帶，這是相當費時的。

如果我無法把文本轉換成圖像，那通常是因為文本缺乏具體的意義。有些哲學書和有關牛的期貨市場的文章，我根本無法理解。對我來說，如果書寫的文本描述的事物能輕易轉譯成圖像，讀起來就容易多了。下面的句子就是一個很好的例子：「所有的元素都到位了——聚光燈、美妙的華爾滋、爵士樂、穿著圓形小金屬片的精靈騰空一躍。」這個句子擷自一九九四年二月二十一日的《時代雜誌》的一篇報導，描寫的是冬季奧林匹克運動會花式溜冰錦標賽。我想像得出溜冰場和溜冰選手，但是如果我在「元素」這個詞上沉思太久，我就會不當地聯想到高中化學教室牆上的元素週期表。若在「精靈」（sprite）這個詞上停頓下來，我的腦子就會浮現出冰箱裡一罐雪碧（Sprite）的影像，而不是年輕美麗的溜冰選手。

教導自閉兒的老師需要理解聯想式的思考模式。自閉兒常常會不當地使用詞語。有時他們使用的詞語具有合乎邏輯的聯想意義，有時沒有。比方說，一個自閉兒想要出去玩的時候，可能會說「狗」這個字，因為「狗」和出去玩被連結在一起了。我自己不當使用過的字，不管是否合乎邏輯，我都還記得。當我六歲的時候，我學會了說 prosecution 這個字（譯注：prosecution 通常作「起訴」、「告發」解）。我完全不懂它是什麼意思，但我喜歡它從嘴巴說出來的聲音，於是每當風箏撞到地面時，我就把它當做驚嘆詞使用。想必有不少人聽到我對著旋轉墜落的風箏大喊「Prosecution!」時百思不解吧！

我跟其他自閉症患者談過後，發現他們也是用類似的視像思考模式來處理一般人按部就班做的事。一位從事作曲的自閉症患者告訴我，他創作的是「有聲電影」，而且他的方法是把其他音樂的片段組合成新的樂曲。還有一位患有自閉症的電腦工程師告訴我，他會在腦中浮現程式的整體樹狀圖譜，想像出程式的架構之後，再為每個分支寫上代碼就可以了。當我在研讀科學文獻或替肉類加工廠解決問題時，用的也是類似的方法，我會將某些發現或觀察整合起來，從中找尋新的基本原理和整體概念。

我的思考模式向來都是聯想及跳躍式地從具體例子歸納出概括性的結論。就好像我只完成了三分之一的拼圖，就試著揣測它的完整圖樣，藉由掃描我的影帶庫，我就能想像出還沒拼湊出來的部分。中國的數學家也是使用同樣的方法在他們的腦子裡計算大量的數字。本來他們需要一個算盤，也就是中國的計算機，上面有成排的珠子串在框架裡的金屬線上，計算時就撥動那一串串的珠子。當一個數學家的技術變得非常嫻熟時，他會在腦中看到那個算盤，就不再需要真的算盤了，珠子已在他觀想的算盤上動了起來。

抽象思考是個難題

長大後，我學會將抽象的意念轉為圖像以便理解。我將和平或誠實這類的概念觀想為象徵性的影像。我把和平想成鴿子、印第安人的長桿煙斗象（譯注：在印地安文化中象徵和睦），抑或是電視或新聞影片裡簽署和平協議的畫面。代表誠實的是法庭上把手放在聖經上的畫面。報導一個人拾金不昧，將撿到的錢包歸還原主的新聞，也為誠實的行為提供了一個畫面。

祈禱文原本也是我無法理解的，直到我把它拆解成具體的視像。力量和榮耀分別由電塔和半圓形的彩虹表示。每當我聽見祈禱文的時候，仍然會喚起這些兒時的視像。小時候，「願祢的旨意行在……」（thy will be done）這句話，我完全無法了解，至今它的意義仍是模糊的。「旨意」（will）是一個很難觀想的概念，思考它的時候，我想像著上帝擊出一道閃電的畫面。還有一位成年的自閉症患者將「我們在天上的父」（Thou art in heaven）觀想為雲朵上的一個畫架（譯注：因為句子裡有一個單字art通常作「藝術」解）。我還把「罪」（trespassing）想像成黑色和橘色的「不得闖入」（NO TRESPASSING）的告示牌。祈禱文最後的「阿門」是一個令人費解的謎：結束時說「一個男人」，沒道理！（譯注：因Amen與a man的拼音與發音相似）

十幾歲到二十幾歲的時候，我必須用具體的象徵物來理解抽象的概念，例如：跟別人相處融洽和進入人生的下一階段，這兩個概念是我一直都無法理解的。我知道自己與高中同學格格不入，但不知道到底做錯了什麼。不管我多麼努力，卻老被他們取笑。他們叫我「苦役」、「錄音機」，和「竹竿」，因為我很瘦。那時我了解他們為什麼叫我「苦役」和「竹竿」，但「錄音機」讓我一頭霧水。到現在我才明白，當我一遍遍逐字複誦別人的話語時，聽起來一定像台錄音機。不過那時，我完全搞不懂自己為什麼是這樣一個社交白癡。於是我躲進自己擅長的事物，譬如重建穀倉屋頂，或是在馬術表演前練習騎術。人際關係對我而言一點意義也沒有，直到建立起門和窗的象徵性視像之後，我才理解關係裡施與受之類的概念。直到今天我還常想，如果我沒能藉由視像在這個世界找到出路，真不知自己會有什麼樣的下場。

象徵成長的門

我真正遇到的重大挑戰是從高中進入大學的過渡期。改變對自閉症患者來說是極為困難的事。為了面對重大的改變，比如離開高中，我需要一個方法來事前演練，那就是在踏入人生的每個階段時，實際跨過一扇門、一扇窗，或者一座柵門。在高中即將畢業前，我常到宿舍的屋頂上，坐在那兒望著星星，思索如何面對離別。當時宿舍正在改建，在那兒我發現了一扇門可通往更大的屋頂。宿舍原是棟老舊的新英格蘭式房屋，當我還住在裡面的時候，上面就在建蓋一棟比原宿舍大很多的房子。有一天，木工把我房間旁邊的老屋頂拆掉了一塊，所以我走出房間，抬頭就能看見尚未完工的新建築，在高處的側邊有一扇小木門可通往新的屋頂。房子在改變，我也該改變了。這下我想通了，因為我找到一把象徵性的鑰匙。

大學時，我又找到一扇象徵性的門，用它來做畢業的心理建設。那是一扇金屬製的小活板門，通往宿舍的平面屋頂。我得多次實際演練穿越這扇門。當我終於從法蘭克林皮爾斯（Franklin Pierce）畢業時，我又跨過了第三扇意義非凡的門，就在圖書館的屋頂上。

現在的我，已不再使用實體的門或柵門來象徵人生的每一個轉折了。寫這本書時，我翻閱過去多年的日記，發現一個清楚的模式。每一扇門或柵門，都賦予我向前邁入下一個階段的能力。我的人生是一個接著一個向上攀升的階梯，人們常問我是突破哪一道關卡才克服了自閉症，但對我而言那並非單一關卡的突破，而是一個不斷向上提升的過程。我的日記清楚顯示，當我順利通過一扇門的時候，我十分明白自己只不過是在一連串的階段性過程中邁進了一步而已。

一九七〇年四月二十二日

今天在法蘭克林皮爾斯學院的一切都結束了，該是通過圖書館那扇小門的時候了。我思索著該在圖書館的屋頂上留下什麼信息，好讓後人看到。

我已經達到一個階段的頂點，現在正要開始研究所的階段。

這棟建築的頂點是學校的制高點，我現在也只能攀登到這裡了。

我已征服了法蘭克林皮爾斯的巔峰，還有更高的巔峰等著我去挑戰。

今晚我越過那扇小門，把留言板放在圖書館屋頂最高的地方。這一次我不像過去那麼緊張。此刻我已經辦到了，我已經跨過那扇小門、攀登了那座山，但征服這座山只不過是攀登下一座山的開始。

「畢業典禮」的意思是開始（譯注：畢業典禮的英文commencement原意是「開始」），而圖書館的頂端就是研究所的開端。力爭上游是人的天性，這是人喜歡爬山的原因，因為他們力圖證明自己做得到。

不然我們為什麼把一個人送到月球上？唯一合理的解釋就是奮戰不懈乃人之天性。人從來不會滿足於只追求一個目標。我到圖書館屋頂的真正原因就是證明我做得到。

一生中，我面臨過五、六扇事關重大的門或柵門。一九七〇年我自法蘭克林皮爾斯，一所很小的文科學院畢業，取得心理學學位，接著我到亞利桑那州攻讀博士學位。當我發現自己對心理學越來越沒興趣，反倒對牛和動物科學越來越感興趣時，我便開始準備我人生的另一個重大的改變——將主修從心理學轉為動物科學。一九七一年五月八日我在日記裡寫著：

我覺得自己好像對牧場越來越感興趣，我跨過牛槽的柵門，卻緊抓著門柱不放。風越來越大，我想要放開門柱，回到農場，再待一會兒就好。風在許多扇門中都扮演了重要的角色，在屋頂上的時候，也正颳著風，或許這象徵著我到達的下一個階段也不是最終目標，我必須繼續往前邁進。在派對上（心理系的派對），我覺得自己完全無法融入，彷彿是風使得我的雙手從門柱上鬆脫，好讓我能乘著風自由翱翔。

當時我仍在人際關係的道路上跌跌撞撞，主要是因為我對「與人相處融洽」這個抽象的概念，找不到一個具體的視像推論。有一天我在餐廳清洗凸窗的時候（在餐廳打雜是學生的職責），一個影像終於呈現在眼前。當初，我完全沒有料到這項工作會有什麼象徵性的意義。這個凸窗一共有三扇玻璃拉門，外圍還有擋風窗。要清洗凸窗的內側，我必須爬出拉門。就當我在清洗內側玻璃時，拉門卡住了，於是我被困在兩層窗戶之間。想脫身但又不想破壞拉門，我只好小心翼翼地去鬆動它，這讓我突然想到人與人的關係也是如此。它們很容易破裂，所以必須小心應對。接著我又進一步做了連結，那就是開始建立關係就如同小心地把門打開。當我被困在玻璃之間的時候，要透過玻璃與人溝通幾乎是不可能的，患有自閉症就像陷在這樣的困境中。窗戶象徵著我與其他人隔絕的感覺，它們教我如何面對孤獨。在我的人生中，門和窗這兩個象徵物幫助我得到的提升與建立的連結，對有些自閉症患者來說，是聞所未聞的。

象徵是一種理解世界的方法

較重度的自閉症患者比較難理解象徵性的事物，常常覺得它們跟所代表的意義毫無關聯。帕克（D. Park）和尤德里安（P. Youderian）曾描述一個十二歲的自閉女孩潔西．帕克如何使用象徵性的視像和數字來表述抽象概念，例如好與壞。好的東西，如搖滾樂，她會用四扇門、沒有雲的圖畫來代表。潔西給大部分古典樂的評等是「很不錯」，她會畫兩扇門和兩朵雲來表示。言語的評等是「很糟」，也就是無門、四朵雲的等級。她用門和雲建立了一套視像評等系統來描述這些抽象的性質。潔西還利用一套繁複的數字系統來表示好與壞，不過研究員沒能完全破解這套系統。

許多人對自閉症患者所使用的象徵符號感到迷惑，但對一個患有自閉症的人來說，它們可能是唯一可以讓事物具象化、讓他能理解這個世界的方法。舉例來說，「法式土司」對一個孩子來說可能意味著快樂，因為他在吃法式土司的時候很開心。所以當他想像著一片法式土司時，他會覺得很開心。一個視像或詞語便與一個經驗產生了連結。潔西的母親克拉蕊．帕克描述她的女兒對電毯調節器和暖氣機這類東西特別著迷。她不懂這些東西為什麼對潔西來說這麼重要，雖然她確實觀察到潔西在想她的這些寶貝時特別開心，說話的語調也不再那麼單一了。潔西會說話，但她無法告訴別人那些東西為什麼對她來說特別重要，或許電毯調節器和暖氣機讓她聯想到溫暖和安全。「蟋蟀」這個詞會讓她很開心，而「聽了一半的歌」意味著「我不知道」。自閉症患者的心智就是透過這些視像連結運作的。我們不知道在潔西生命的哪個一點上，「聽了一半的歌」與「不知道」有了連結。

患有重度自閉症的泰德．哈特幾乎沒有任何推斷力，行為也缺乏彈性。他的父親查爾斯說，有一次烘衣機壞了，衣服還是濕的，但泰德還是把衣服收到五斗櫃裡，他只知道按照固定的洗衣程序進行下一個步驟，沒有任何判斷能力。我臆測，這樣僵化的行為和不足的推斷力，有部分可能是因為缺乏修改視像記憶的能力。縱然我對事物的記憶都是個別、明確的記憶，但我能修改我儲存在腦子裡的視像。比方說，我可以想像一座教堂用不同的顏色畫出來的樣子，或是把一座教堂的尖頂放在另一座教堂的屋頂上。不過當我聽到有人說「尖頂教堂」的時候，我的腦中浮現出的第一座教堂永遠都來自我童年的記憶，不是我竄改過的教堂影像。這種運用想像力去修改影像的能力幫助我學會如何推斷。

現在，我不再需要象徵性的門。多年來，我已經累積了足夠的真實經驗和我從文章書籍得來的知識，所以當新的情境出現時，我能夠做必要的改變、採取必要的行動。何況，我向來熱愛閱讀，總是想吸收更多的知識來擴充我的影帶庫。一位患有重度自閉症的電腦程式設計師曾經說閱讀是「吸收知識」，但對我而言，它像是設計一部電腦的程式。

視像思考和意象

近來對腦部受損的病患和腦部的想像功能所進行的研究，顯示視像思考和語文思考可能是由不同的腦系統操作的。根據腦部血流量的紀錄，當一個人在觀想一件事時，譬如想像自己在住家附近走路，視覺皮質的血流量會急遽增加，那表示此時是這些腦部位在賣力工作。腦受損病患的研究則顯示，左後腦受損可能會讓儲存的長期記憶無法產生視像，雖然語言和語文記憶不受影響。這一點說明了視像思考和語文思考可能受控於不同的神經系統。

視覺系統裡可能還有不同的次系統，分別負責意象以及影像旋轉。影像旋轉的功能似乎在右腦，視像則在左後腦。自閉症患者的視覺系統可能會為了彌補語文和排序能力的不足而擴大了版圖。神經系統在受損時，具有驚人的補償能力，受損的部位可由另一個部位接管。

國家衛生院的帕思庫李昂醫生（Pascual-Leone）的最新研究指出：執行一項視覺技能可使腦的運動圖譜擴大。以音樂家為對象的研究顯示：據腦部斷層掃瞄所測，實際彈奏鋼琴跟想像彈奏鋼琴對運動圖譜的影響是一樣的。不管是真的彈鋼琴，還是想像彈鋼琴，運動圖譜都會擴大；亂按琴鍵則沒有任何作用。運動員也發現，在腦子裡練習和真正練習都可以提升運動技能。海馬迴受損病患的研究顯示，事件的意識記憶與技能的學習是兩個不同的神經系統。海馬迴受損的病人可以學會一項技能性的工作，並且越做越好，但每次做的時候，他會不記得做過這件事。運動迴路是熟練了；但海馬迴的損傷阻斷了新意識記憶的形成。於是乎，運動迴路學會一項新的技能，例如解決一個簡單、機械式的謎題，但這個人卻不記得見過或做過這個謎題。經過不斷的練習，他做得越來越好，但每次面對這個謎題，他都說他從來沒見過。

我很幸運，因為我能依賴自己的影像庫，根據那些圖像來謀求解決之道。不過大多數自閉症患者的生活都受到極大限制，部分是因為他們無法應付任何偏離他們習以為常的事物。但我會運用過去的經驗所留下的視像記憶，去學習新的事物，我的世界因此得以不斷拓展。

在想像中演練

兩年前我受雇去改建一家肉品工廠，經歷了一次個人生涯的突破。那家工廠在執行潔淨宰殺時使用的束縛手段非常殘酷。宰殺前，活生生的牛被一條鍊子綁著，一條後腿倒吊著，那景象真是慘不忍睹。驚恐的牛狂暴地嘶吼，連辦公室和停車場都聽得見。有時牛的後腿會在吊起來的時候斷掉，這種恐怖的做法完全違反潔淨宰殺的人道本意。我的工作就是拆除這套殘酷的系統，改用束縛槽取代，它可以讓牛在猶太教的長老拉比執行潔淨宰殺時保持站立的姿勢，如果處置得當，牛會保持鎮定，不會受到驚嚇。

新的束縛槽是個狹窄、只能容納一頭食用牛的金屬柵欄。它備有架住牛頭的軛，後方有一個推門，可將牛輕輕往前推，好讓牠的頭進入軛的位置，還有一個腹部束縛架，能像電梯一樣升到腹部下方。要操作這個束縛槽，操作員必須依序推動六個液壓控制桿，以移動入口、釋放柵門及頭部和身體的定位裝置。這種牛槽的基本設計已經存在約三十年了，但我加裝了壓力調節器，將它的規模做了一些改變，好讓牛覺得舒服一點，也可避免對牛施加過大的壓力。

實際在工廠操作這個牛槽之前，我先在機具場進行演練，才將它運送過去。雖然機具場沒有牛，但我卻能運用想像力操作這個牛槽，來建立我的視像和觸感記憶。用五分鐘操練過這個空槽後，我便對這個裝置的柵門和其他部分的運作有了精確的意象，也對這個特定的牛槽上的控制桿推起來的感覺有了觸感記憶。液壓閥就像樂器一樣，不同的閥會有不同觸感，就像不同的管樂器。在機具場操作過控制桿，讓我之後能透過意象來練習。在腦子裡練習的時候，我想像牛槽的控制桿，想像著自己的手在推桿。我能在腦子裡感覺，用不同的速度移動柵門各需要多少力氣。我就這樣在腦子裡多次重複演練操作的程序，想像著不同類型的牛進入牛槽的狀況。

在工廠操作的第一天，我便能直接走向牛槽，幾近完美地操作它。我越是能像用腿走路一樣不假思索地操作液壓閥，過程就越順暢。要是我去思考那些控制桿，我就會開始糊塗，導致犯錯。我必須強迫自己放鬆，讓這個束縛槽變成我身體的一部分，並在同時完全忘掉控制桿。每當一頭牛進入時，我專心致志地操作這些控制桿，慢慢地、輕輕地，以免嚇到牠。我觀察牠的反應，以便能以最小的壓力去穩當地架住牠。過大的壓力會造成不適，如果牠的耳朵向後貼在頭上，或是掙扎的話，我就知道我把牠擠壓得太緊了。動物對液壓設備非常敏感，控制桿小小的變化，牠們都感覺得到。

透過這套器具，我有如伸出自己的雙手去安置牠。把牠的頭架在軛中時，我想像著自己一手在牠的額頭上，一手在牠的下巴下，溫和地將牠定位。身體的界線似乎消失了，我完全沒有意識到自己在推桿，後推門和頭軛成了我雙手的延伸。

自閉症患者有時會感覺不到身體的界線，他們無法憑感覺去判斷身體與所坐的椅子或手裡拿的東西之間的分界，很像一個人失去了某一肢體卻仍感覺到它的存在。像牛槽這件事，我感覺控制桿就像自己身體的延伸，與幻肢效應很類似。只要我集中心智把牛溫柔地架住，使牠保持鎮定，我就能嫻熟流暢地操作束縛槽。

在這極度專注的當下，我不再聽見工廠機具的噪音，也感覺不到阿拉巴馬州熱得令人發昏的暑氣，一切顯得如此安靜、祥和，彷彿是一種宗教性的體驗。把動物安穩架住是我的工作，執行最後的行動則是拉比的工作。我能夠在每一頭牛生命的最後一刻望著牠，溫柔地安置牠，盡可能讓牠感到舒適，也就等於在這個古老的宰殺儀式中，按照它應遵循的方式執行了我的任務。一扇新的門打開了，感覺就像在水上行走。

腦研究和不同的思考方式（新版新增單元）

自寫這本書（編按：指舊版）至今，腦顯影的研究讓我們對於自閉或亞斯伯格症患者的腦如何處理訊息有了更多的洞見。匹茲堡卡內基梅倫大學（Carfnegie Mellon University）的南西．明樞（Nancy Minshew）發現正常的腦很容易忽略細節，但自閉症類患者通常注意的是細節，而不是較大的概念。為了觀察這個現象，她要正常的人、亞斯伯格症患者和自閉症患者，在腦部接受掃瞄的同時閱讀句子。這時自閉症患者的腦最活躍的是處理單字的部位，正常的腦最活躍的是分析整個句子的部位，而亞斯伯格症患者，則是兩個部位都很活躍。

加州大學聖地牙哥分校的艾瑞克．庫爾切斯尼（Eric Courchesne）指出，自閉症可能是一種腦迴路斷訊所導致的功能障礙。它會使得一個人無法將腦部儲存知覺記憶的那些較低部位裡的細節訊息，與額葉皮質處理較高層次的訊息統合起來。較低層次的處理系統可能因此被略過，也可能被強化。他發現，自閉症患者的腦正常的部位只有視覺皮質和儲存記憶的後腦，這項發現說明了為什麼我的思考是視像的。自閉症患者的腦斷層掃瞄顯示他們的額葉皮質的白質有過度生長和異常的現象。庫爾切斯尼醫生說，白質是腦的「電腦纜線」，連結腦的不同部位，而灰質則是訊息處理迴路。自閉症患者的額葉皮質非但沒有正常生長、連結腦的各個部位，還過度生長得像一團糾纏不清的電腦纜線。正常的腦在閱讀一個字和說一個字時，是由不同的腦部位處理的，連結這兩個區塊的迴路讓一個人可以同時處理來自這兩個地方的訊息。庫爾切斯尼和明樞都認為，自閉和亞斯伯格症患者的腦有一個共同的根本問題，那就是「電腦纜線」無法將許多局部的腦系統完全連結起來。局部的系統也許具備正常或強化的內部連線，但局部系統之間的遠距連線卻很差。

現在，我要用所謂的象徵性視像來幫助你了解，正常的腦部位之間是如何通訊的。試想，正常的腦是一家公司的辦公大樓，所有的部門，例如法律、會計、廣告、銷售和執行長辦公室，全都透過各種通訊系統，如電郵、電話、傳真機和電訊，連結為一個整體。自閉和亞斯伯格症患者的腦，就好比一棟辦公大樓部門之間的某些通訊系統沒有連線，明樞稱這個現象為「腦部連線不足」。亞斯伯格症患者的腦，連線的系統比一個低能的患者要多。自閉／亞斯伯格症患者的症狀很可能取決於哪些「纜線」接通了，哪些沒有，因此變異性很大。腦部門之間溝通不良也可能是患者能力發展不均衡的原因，他們往往某項能力很強，另一項能力卻嚴重不足。以電腦纜線的比喻來說，就是少數的好纜線或許能夠讓一個區域的通訊暢通，卻使得其他的區域通訊不良。

發揮腦的專長

寫本書（編按：指舊版）的時候，我以為大多數自閉症類患者都跟我一樣，使用視像思考。但是和數百位自閉或亞斯伯格症患者及他們的家人談過之後，我發現事實上他們的腦所專長的思考方式並不相同。雖然自閉症類患者思考時運用的都是細節，但他們專長的思考方式基本上可分為三類，有些人也許是多種類型的組合。

一、**視像思考者**，如我，是用攝像般明確的影像來思考。視像思考的明確性有程度上的差異，我可以在腦子裡全動式地測試一部機具，而沒有自閉症的視像思考者在訪談中則表示，他們僅能看見靜止的影像，這些影像的明確度不一，從特定的地方到比較模糊的概念影像都有。對視像思考者來說，學代數難如登天，學外語也不容易。視像思考非常明確的人應該避開代數，而選擇較視覺取向的數學，例如三角或幾何。視像思考的孩子往往擅長繪畫或其他藝術，以及使用樂高之類的堆疊玩具建造東西。很多這些孩子都喜歡圖譜、旗幟和照片。視像思考的人很適合從事繪圖、平面設計、馴獸、汽車機械、珠寶製作、建造、和工廠自動化等工作。

二、**音樂和數學思考者**以模態思考。這些人往往在數學、棋藝、設計電腦程式方面有優異的表現。其中有些人告訴我，他們看見的是模態以及模態和數字之間的關係，而不是攝像般的影像。這類的孩子可能在聽過一首曲子之後就能把它彈奏出來，而且喜歡音樂。音樂和數學思考者經常從事電腦程式設計、化學、統計、工程、音樂、物理方面的工作。模態思考不需要書寫的語言，尚未使用文字的印加人就是用一束束複雜的結繩，來記錄每千個人的稅務、勞役和交易。

三、**語文邏輯思考者**用的是語文資訊。他們大都喜愛歷史、外語、氣象統計、股市報導。這樣的孩子往往記得大量的球賽比數。他們不用視像思考，通常也不善於繪圖。說話遲緩的孩子較易成為視像或音樂和數學思考者，而語文邏輯思考者通常沒有說話遲緩的問題，許多甚至成為語言方面的專家。這些人從事語言翻譯、新聞、會計、言語矯治、特殊教育、圖書館、財務分析等方面的工作往往會很成功。

既然自閉症類患者擁有的是專業化的腦，教育便應著重於發展他們的所長，而不只是補強他們的不足。教我代數無疑是浪費時間，因為我完全無法將它視像化。沒有圖像，就沒有思考。可惜我從來沒有機會學習三角或幾何。老師和父母需將孩子的天賦發展為技能，讓這些技能最終能成為他們熱愛的工作或嗜好。

概念的形成

概念的形成對所有自閉症類患者都不是件容易的事。不管他們的腦專長的是哪一類的思考，他們都不太能處理概念。概念性的思考發生在額葉皮質，而額葉皮質相當於一家公司的執行長辦公室，研究者將額葉皮質缺損視為執行功能障礙。在正常的腦內，所有部位的「電腦纜線」都會在額葉皮質匯合，額葉皮質負責將掌管思考、情緒、知覺的腦部位傳來的訊息加以整合。概念形成的困難有程度上的不同，很可能取決於沒有接通的「電腦纜線」的數目和種類。因為我的執行長辦公室「電腦」連線很差，我只好使用我的「廣告部門」裡的「平面設計師」將視像細節加以歸類，由此形成概念。科學研究支持了我的看法，細節視像和音樂記憶儲存在原始、較低的視聽皮質，而比較屬於概念性的思考則發生在負責連結的區域，也就是來自不同腦部位的訊息聚合之所。

分類是概念形成的第一步。南西．明樞發現，自閉症患者可以輕鬆地將東西分類，例如紅色或藍色，但他們卻很難為一些很普通的物件想出一些新的類別。如果我把好幾樣很普通的東西擺在桌上，譬如釘書機、鉛筆、書本、信封、鐘、帽子、高爾夫球、網球拍等，要自閉症患者挑出紙類的東西，他們是做得到的。然而，如果你要他們想出新的類別，往往就會難倒他們。老師應該加強彈性思考的訓練，在遊戲中要自閉兒想出新的類別，例如含有金屬的東西或運動用品，然後要他解釋為何將一樣東西歸為某個類別。

小時候我原本是根據體積來區別貓和狗的，不過當我家鄰居養了一隻小臘腸狗後，這種分類就無法成立了。我必須找到一個所有的狗都有，而所有的貓都沒有的視像特徵，來區別小型犬和貓。狗，不管多小，都有相同的鼻子，這是以感官而非以語言為基礎的思考模式。這兩種動物也可以用聲音，汪汪和喵喵，來歸類。較低能的自閉症患者可能會根據氣味或觸感來歸類，因為那些知覺能為他們提供較正確的資訊。將資訊分類是神經系統的一個根本特質。用蜜蜂、老鼠、猴子所進行的研究顯示，動物會將資訊做明確的區分。法國科學家讓猴子觀看電腦製作的影像，當影像從狗逐漸轉變成貓的時候，記錄牠的額葉皮質所釋出的訊號。他們發現，當影像的類別從狗轉變成貓時，猴子腦部的訊號會發生顯著的變化。在額葉皮質裡，那個動物的影像不是狗就是貓。對我而言，當體積不再能用來區別狗和貓的時候，我必須建立一個新的類別，也就是鼻子的類型。洛杉磯加州大學的依撒哈克．福來德（Itzahak Fried）的研究指出，個別的神經元會習慣只對特定的類別產生反應。跟據病患在接受腦手術時的紀錄，一個神經元可能只對食物的圖像產生反應，而另一個神經元則只對動物的圖像起反應，對人或物品的圖像則沒有任何反應。另有一個病患，海馬迴裡的一個神經元對一位電影女星的照片產生反應，不管她是否穿著戲服，卻對其他女人的照片沒有反應。海馬迴有如腦內的檔案搜尋者，負責在儲存的記憶裡尋找資料。

越來越正常

知識的增長使得我的行為越來越正常。很多人告訴我，我的行為比十年前正常許多，越來越不像自閉症患者。在二〇〇五年的一次演講中，我的一位聽眾在評鑑表上寫著：「我在一九九六年見過天寶，很高興看到她這些年來變得更加沉著自信，演說也更有技巧了。」我的腦就好比一個專門提取影像的網際網路搜尋器。我腦子裡的網際網路儲存的圖像越多，我就有越多的模板可讓我知道如何因應新的情境。資訊越來越多，分類的方式也越來越多。類目可組織成樹狀的結構，有主類目，還有許多次類目，比方說，我有一個笑話類，裡面有好笑的笑話跟冷笑話，還有一個次類別，是僅能說給好朋友聽的笑話。青春期時，同學叫我「錄音機」，因為我喜歡使用台詞。經驗比較豐富之後，我的談話就不再那麼照本宣科了，因為我能夠以嶄新的方式去合併新的資訊。要了解自閉症患者的腦，我建議老師和父母使用網際網路搜尋引擎，如Google，去搜尋影像看看，那會讓比較以語文思考的人了解視像聯想思考是怎麼一回事。至於擁有音樂和數學腦的人，他們的搜尋引擎則是在模態和數字之間尋找連結。

擅長語文邏輯思考的亞斯伯格症患者使用的是語文類目。比如說，明楓醫生曾經有一個病人，因為某種藥物治療而出現嚴重的副作用。醫生從科學的角度向他解釋他應嘗試另一種藥的原因，但他不為所動。後來醫生直截了當告訴他，粉紅色的藥讓你不舒服，所以我要你試試藍色的藥。結果對方欣然接受了。

隨著知識的增加，我越來越發現自己的思考和感覺跟別人不同，我的思考方式不僅異於常人，也跟語文邏輯思考、非視像思考的亞斯伯格症患者迥異。所有自閉症患者與亞斯伯格症患者在思考上的共同點，就是在資訊之間尋找關聯，加以分類，進而形成概念。將資訊集結成概念，就像把拼圖一塊塊拼湊起來一樣，只要拼出五分之一，整個圖像便一目瞭然了。

第二章 大連續性

自閉症的診斷

嬰兒可能患有自閉症的第一個徵兆，就是當人家抱他或摟他的時候，他會抗拒、全身僵硬。他對碰觸極度敏感，並且會做出推開或尖叫的反應。比較明顯的自閉症徵狀，通常出現在十二個月到二十四個月大之間。

我是母親的第一個孩子，當時的我就像一隻小野獸，每當有人抱我的時候，我便奮力掙脫，但當我被放在大嬰兒車裡無人理會時，卻很少哭鬧。一直到我沒辦法像隔壁小女孩一樣開口說話，看起來好像聾了一樣，母親才開始意識到我有很大的問題。兩歲的我是個很難照料的孩子，不斷哭鬧，並以抹弄糞便為樂。

那個時候，我出現了典型的自閉症徵狀：不說話、不正眼看人、哭鬧、好像聽不見、對人沒有興趣、經常發呆。母親帶我去看神經科，因為聽力測驗顯示我沒有失聽，他們便做了「腦部受損」的診斷。四十年前，大多數的醫生從來沒有聽過自閉症。數年後，知道這個病症的醫生比較多了，我也就此被貼上了這個標籤。

我仍記得三歲時不會說話帶給我的挫折感，常讓我大發脾氣。我了解別人對我說的話，但我就是沒辦法說出自己想說的話，就像患有嚴重的口吃，開口卻說不出話來。開頭的幾個字特別困難，且通常只有一個音節，例如 bah，意指 ball（球）。記得當時，我自以為是地認為我得大聲尖叫，因為除此之外我完全不知如何溝通。當我疲憊或因為吵雜而緊張時，如生日派對上的號角聲大作時，我也會發脾氣。我的行為宛如敏捷的斷路器，一會兒好好的，一會兒卻躺在地上，像發狂的野貓般又踢又叫。

記得有一天，我咬了老師的腿。當時是下午四、五點，我開始覺得累了，接著就失去控制。等我清醒過來，看見她的腿在流血，我才發現自己咬了她。我的脾氣像癲癇一樣，發作得很突然。母親知道此時她只能靜觀其變，就像對待癲癇一樣。一旦我開始鬧，對我發火只會讓情況更糟。她跟我的小學老師們解釋，當我發脾氣時，最好的處理方法就是不要生氣或激動。她發覺當我累的時候，只要把我帶離喧鬧的地方，就可以防止我哭鬧。如果我在學校鬧事，母親會剝奪我喜歡的事物，例如不准看電視兒童節目「*Howdy Doody*」。她甚至發現，有時候我會因為不想上學而故意哭鬧。

一個人的時候，我經常會恍神，進入催眠狀態。我可以在海邊一坐好幾個小時，看著沙從我指間滑落。我觀察著每一粒沙在我指間流動，發覺每一粒都是獨一無二的。就像科學家用顯微鏡研究沙粒般，我仔細端詳它們的形狀和輪廓，不知不覺開始出神，脫離了周遭的景象和聲音。

當太多的噪音讓我受不了時，我也會藉著搖晃和旋轉來阻隔這個世界。搖晃可以讓我感到平靜，就好像服用容易上癮的藥一樣，我越是搖晃，就越想搖晃。母親和老師會阻止我，讓我回到這個世界。我也喜歡旋轉，而且很少感到暈眩。停下來時，看見整個房間在旋轉，我會有一種快感。

自閉症的診斷標準

今日，自閉症被界定為一種幼年顯現的病症，男孩得到此症的比率是女孩的三倍。一個人必須在三歲以前出現自閉症的徵狀，才會被診斷患有自閉症。幼童最常有的徵狀就是不說話或說話異常、不正視別人、經常發脾氣、對碰觸過於敏感、看起來好像失聰、喜歡獨處、有搖晃或其他節奏式的刻板行為、冷漠、與父母和手足缺乏互動。另一個徵狀是不恰當地把玩玩具，自閉兒可能會不斷轉動玩具汽車的輪子，卻不會開著車在地板上到處跑。

診斷自閉症是件很複雜的事，因為醫界不斷更改行為檢定標準。這些標準列在美國精神醫學會（American Psychiatric Association）所出版的《精神疾病診斷與統計手冊》（*Diagnostic and Statistical Manual*）裡。根據這本書第三版所列的標準，顯現出自閉症徵狀的幼童裡，有百分之九十一會被診斷為自閉兒，但若依據最新的版本，只有百分之五十九會被列為自閉兒，因為標準比較嚴格了。

許多自閉兒的父母為了取得精確的診斷，會徵詢許多不同的專家。不幸的是，診斷自閉症不同於診斷痲疹或某種染色體缺陷症（如唐氏症）。自閉症是一種神經性的疾病，它仍然要靠觀察孩子的行為來定奪，並沒有什麼血液檢驗或腦部斷層掃瞄能夠做出絕對的診斷，雖然，將來腦部斷層掃瞄或許能取代部分的觀察。

新的診斷類型包括自閉症、廣泛性發展障礙、亞斯伯格症候群、崩解症。不過專家們看法分歧，有的認為這些類別有實質上的不同，有的認為它們都在一個自閉症的連續性上，沒有明確的區別。

一個三歲的孩子如果不跟他人互動，加上不說話或說話異常，會被診斷為自閉兒，這些症候又稱為典型的肯納氏症候群，名稱取自第一位描述這種自閉型的李奧・肯納醫生（Leo Kanner），當時是一九四三年。這些人後來通常都會說話，但因為思考極度僵固，缺乏舉一反三的能力，加上沒有常識，所以長大後仍然會嚴重失能。有的肯納氏患者會有特異的能力，例如日曆推算。被診斷為肯納氏症的大人和孩子當中，這種天才白痴大約占了百分之十。

具有典型的肯納氏症候群的孩子，在思考或行為方面幾乎完全不知變通。查爾斯．哈特談到他患有自閉症的弟弟撒莫的僵化行為。撒莫必須時時依賴母親指示，告訴他脫衣服和上床睡覺的每一個步驟。哈特接著談到，他患自閉症的兒子泰德某次在生日派對上的行為：拿到甜筒冰淇淋時，其他孩子們馬上舔著吃起來，泰德卻盯著他的冰淇淋，一副害怕的樣子。他不知如何是好，因為過去他都是用湯匙吃冰淇淋的。

肯納人還有一個嚴重的問題，就是欠缺基本的判斷力。他們可以很容易地學會搭公車上學校，但如果有什麼事打斷這個固定的流程，他就會不知如何是好。任何擾亂慣常程序的事物，都會造成恐慌、焦慮，或逃跑反應，除非有人教過他發生問題時該怎麼辦。肯納型自閉症患者因思考僵固，很難懂得什麼是符合社交禮節的行為。例如，在一個自閉症的會議中，一個肯納年輕男子會走到每一個人面前，問：「你的耳環在哪裡？」你必須簡單明瞭地告訴肯納自閉症患者什麼是恰當的社交行為，什麼是不恰當的。

倫敦的英國醫學研究委員會認知發展部門（MRC Cognitive Development Unit）的研究員猶特．福瑞斯（Uta Frith）發現，有些肯納患者無法推估別人的想法。她發展出一套「心智理論」測驗，來檢定患者在這個問題上的嚴重性。譬如，一個自閉症患者和喬伊、迪克同坐在一張桌子旁，喬伊把一塊糖放在盒子裡，然後蓋上盒蓋。此時電話響了，迪克於是離開房間去接電話。喬伊趁迪克不在的時候，把糖吃了，然後在盒子裡放了一枝筆。研究員問看見這整個過程的自閉症患者：「迪克以為盒子裡裝的是什麼？」許多自閉症患者會錯誤的答道：「一枝筆」。他們無法推斷因為迪克當時不在房裡，所以會以為糖還在盒子裡。

比起肯納型自閉症患者，亞斯伯格症患者的問題要輕微多了。他們通常能通過這項測驗，而且在解決問題的變通能力測驗上，往往也表現得比肯納型自閉症患者要好。事實上，許多亞斯伯格症患者從未被正式診斷出來，他們往往有工作，且生活獨立。患亞斯伯格症候群的孩子在語言發展上比典型的肯納兒正常，認知能力也比他們強許多，所以亞斯伯格症也叫做「高功能自閉症」。亞斯伯格症與肯納症有個顯而易見的差異，那就是亞斯伯格兒的動作比較笨拙。亞斯伯格症常被誤診為廣泛性發展障礙（PDD），而後者適用於症狀輕微的孩子，因為他們的問題沒有那麼嚴重，不足以歸為其他任何一類型。

被診斷出患有崩解症的兒童，原本在語言和社交行為上發展正常，但兩歲以後就開始退化，並失去語言的能力。其中許多孩子從此再也無法言語，而且連簡單的家事也學不會，這些人也被稱為低功能自閉症患者，他們終身都需要別人照料他們的起居。有些患崩解症的孩子狀況會獲得改善，成為高功能患者，但整體而言，這類型的孩子很可能會一直處於低能的狀態。有很多被列為自閉兒的孩子原本發展正常，但兩歲不到就失去了語言的能力。早退化的孩子，預後有時比晚退化的孩子好。那些一直不會說話的孩子，通常用一般測驗即可顯示出他們有嚴重的神經性障礙。他們也比肯納兒或亞斯伯格兒容易患有癲癇。低功能的人理解話語的能力往往很差，相較之下，肯納、亞斯伯格和廣泛性發展障礙的孩子和成人，理解話語的能力一般來說好多了。

不論孩子被診斷為哪種類型，良好的教育課程都能讓他們受惠。如果在三歲以前就開始密集的訓練，預後會改善。我是經過一年密集的言語矯治之後，才終於在三歲半學會說話。於十八個月至二十四個月大出現退化現象的孩子，在他們剛失去語言能力的時候，密集的訓練課程是有效益的，但是當他們比較大的時候，他們可能需要比較和緩、安靜的教學方法，以免他們的知覺負荷過大。如果有良好的訓練課程，許多自閉症狀都可獲得緩解。

診斷一個成人是否患有自閉症，唯一準確的方法就是與他面談，了解他幼時的狀況，並請他的父母或老師描述他的行為。其他具有自閉症狀的病症，例如後天失語症、崩解症、癲癇性後天失語症候群（Landau-Kleffner），發生的年齡較晚。一個孩子可能原本有正常或近乎正常的言語能力，卻在兩歲至七歲間失去這個能力。在有些案例裡，崩解症與癲癇性後天失語症候群，可能有相似的潛在性腦部異常問題。癲癇性後天失語症候群是一種常會讓孩子失去語言能力的癲癇症。癲癇的小發作擾亂了聽覺，使得他們很難、甚至無法理解話語。要正確診斷此症，需要非常精密的檢驗，因為它的發作不易發現，是簡單的腦電波檢驗顯示不出來的。抗痙攣的藥物（癲癇藥）或皮質類固醇，例如腎上腺皮質激素，常常可以有效地治療這些病症，抗痙攣的藥物對腦電波異常或知覺雜亂的自閉兒可能也有幫助。其他出現自閉症狀的神經性障礙還包括X染色體易脆症、雷特氏症候群、結節性硬化症。有益於自閉兒的教育和治療對患有這些病症的孩子通常也有幫助。

自閉症與精神分裂症在診斷上至今仍混淆不清。有些專家宣稱，患有自閉症的孩子長大成人以後會發展出精神分裂的特性。和自閉症一樣，目前精神分裂症的診斷純粹是行為的檢定，即便兩者都是神經性疾病。未來應該會有更先進的腦部斷層掃瞄，以利做出精確的診斷。今日腦研究已顯示，這兩種病症的異常型態並不相同。根據定義，自閉症始於幼年，而精神分裂症最早的症狀通常發生在青少年或青壯年。精神分裂症有兩個構成要素——正性症狀與負性症狀。正性症狀包括嚴重的幻覺與妄想，伴隨著雜亂的思緒；負性症狀包括無精打采、情感遲鈍、語調單一。這些陰性症狀通常很類似自閉成人的情感缺乏。

在英國精神醫學期刊（*British Journal of Psychiatry*）上，利德醫生（P. Liddle）和巴尼斯醫生（T. Barnes）提出精神分裂症其實可能是兩三種不同的病症。它的正性症狀與自閉症完全不同，但它的負性症狀卻與自閉症有部分重疊，這兩種病症的混淆，使得一些醫生試圖使用諸如好度（Haldol）和 Mellaril 等抗精神病藥來治療自閉症。但抗精神病藥不應是治療自閉症的首選，因為其他比較安全的藥往往更有效。抗精神病藥有非常嚴重的副作用，可能會損害神經系統。

十多年前，洛杉磯加州大學的彼得．譚貴醫生（Peter Tanguay）與羅絲．瑪莉．艾德華茲（Rose Mary Edwards）提出一個假設：幼年發展過程中的一個關鍵時期，耳朵接收到的訊息遭到扭曲，可能是導致語言和思考障礙的一個原因。一個孩子是肯納兒，還是失語、低功能的自閉兒，可能要看他的知覺處理問題是何時發生的。我認為兩歲以前的抗拒碰觸及聽覺雜亂，可能是導致肯納型自閉兒思考僵化和情感缺乏的原因。兩歲半到三歲之間，這些孩子理解語言的能力會恢復一部分。崩解症的孩子因為在兩歲以前發展正常，所以情感比較正常，這是因為腦部的情緒中樞在知覺處理問題尚未發生之前，得到發展的機會。會發展出哪一型的自閉症，可能只是時機的問題。較早出現的知覺處理問題可能會阻礙腦部情緒中樞的發展，造成肯納型自閉症，而稍晚發生的知覺處理問題，則會使語言學習受到較大的阻礙。

研究已清楚顯示，自閉症是腦部出現顯著異常現象的神經性疾病。瑪格麗特·包曼醫生（Margaret Bauman）的腦解剖研究顯示，那些同時患有自閉症和崩解症的人，有著發育不全的小腦與邊緣系統。自閉兒的腦波也顯示出腦部發育遲緩的現象。馬里蘭大學的大衛·坎特醫生（David Canter）和同儕發現，四歲至十二歲之間的低能兒，腦波圖跟兩歲的孩子差不多。究竟是什麼原因造成這些異常現象？現在許多研究者發現，一個人是否容易罹患自閉症、憂鬱症、焦慮症、失語症、注意力不足症等諸多病症，可能跟一群基因有關。

自閉症不是單一基因造成的，但大多數的自閉症案例都跟遺傳有密切的關聯。如果一個人患有自閉症，他的下一代罹患自閉症的機率會大增，自閉兒的兄弟姊妹也比其他孩子容易有學習障礙。倫敦的蘇珊·佛斯坦（Susan Folstein）和馬克·拉特（Mark Rutter）指出，在他們調查的家庭裡，百分之四十二的自閉兒都有一個家人，不是手足就是父母，有學習障礙或言語發展遲緩的問題。

然而，遺傳並不能完全掌控腦部的發展。佛斯坦和拉特的同卵雙胞胎研究顯示：有時候雙胞胎的其中一個患有嚴重的自閉症，另一個卻只有少數幾項自閉症特徵。對患有精神分裂症的同卵雙胞胎進行腦部核磁共振造影掃瞄顯示，病情比較嚴重的那一個，腦部異常的現象比較顯著。腦是如此複雜，基因無法傳達每個尚在發育中的小神經元該接在哪裡。腦結構的差異有十分之一不是基因掌控的。達特茅斯醫學院（Darmouth Medical School）的邁可．卡桑尼加（Michael Gazzaniga）為正常的同卵雙胞胎進行的腦部斷層掃瞄顯示，他們的腦結構有明顯的差異，但相似度還是比不相關的兩個人要高。同樣的，雙胞胎的性格也很相似。明尼蘇達大學的湯瑪士．伯查（Tomas Bouchard）和同事針對在不同家庭長大的雙胞胎所進行的研究，顯示基本特性，如數學能力、運動能力、和性情，跟遺傳有很大的關聯。總之，這些研究得到的結論是：一個人會變成什麼樣，大概有一半是遺傳決定，另一半則由環境和教養決定。

也有一些理論認為，胎兒若暴露在某種毒素或病毒之下，它們可能與基因產生交互作用，導致了自閉症特有的腦部發展異常現象。若是父親或母親接觸到化學毒素，使得其基因物質受到輕微的損害，也可能會增加下一代得自閉症或其他發展障礙的機率。有些父母懷疑是幼兒對接種疫苗的過敏反應引發了自閉症的退化現象。果真如此，那麼也可能是疫苗與遺傳因子產生的交互作用引發的。另一個可能是，免疫系統異常阻礙了腦部的發展。不過，我們對自閉症的所知仍十分有限，所以不該將自閉症完全歸咎於父親或母親，科學研究和家庭訪談顯示，自閉症的遺傳跟父母雙方的基因都有關。

自閉症的連續性

究竟是什麼因素造成高功能和低功能自閉症之間的差異？試圖找出解答的研究不勝枚舉。高功能的肯納兒或亞斯伯格兒通常說話正常，學業上的表現往往也不錯。低功能的孩子卻往往不會說話，或僅能說幾個字。即使像扣襯衫鈕扣這類簡單的技能，也很難學會。三歲的時候，這兩種類型的孩子在行為上沒什麼不同，但隨著年齡的增長，他們的差異就越來越明顯。

當我的言語矯治師捧著我的下巴，要我看著她時，我會倏忽從自己的世界跳出來。但對其他自閉兒來說，強迫目光接觸，可能會引發相反的反應——腦部負荷過多以致完全停擺。例如《此地無人》（*Nobody Nowhere*）的作者唐娜．威廉斯（Donna Williams）在書中解釋：她一次只能使用一個感覺管道，如果老師抓著她的下巴，強迫她四目相望，她就會把她的耳朵關掉。她對感覺雜亂的描述提供了很重要的資訊，有助於我們了解高功能和低功能自閉症的差異。這樣的差異我會稱之為「感覺處理連續性」，這個連續性的一端是患有亞斯伯格或肯納型自閉症的人，只有輕微的感覺過度敏感問題；而光譜的另一端，則是低功能的人，他接收到的訊息既雜亂又不正確，不論是視覺的還是聽覺的。

我能學會說話是因為我能夠理解言語，但低功能的自閉症患者可能永遠學不會，因為他們的腦無法區別語音。其中許多是弱智，但也有少數可能擁有一個近乎正常的腦，只不過它被困在一個無法運作的感覺系統裡。有些人能夠逃脫低功能自閉症的牢籠，很可能是因為他們能接收到足夠未被扭曲的訊息，沒有完全與周遭的世界隔絕。

亢奮、低迷、白色雜訊

二十年前，一位協助自閉兒的矯治師卡爾．達樂卡托（Carl Delacato）曾推測，低功能患者的知覺管道可能有「白色雜訊」。在《終極陌生人》（*The Ultimate Stranger*）中，他描述了三種感覺處理問題：亢奮、低迷、白色雜訊。亢奮指的是過度敏感，低迷是不夠敏感，而白色雜訊指的是內部干擾。

在詢問許多自閉症患者的過程中，我很快就發現有一個感覺異常的連續性，它能讓我們洞悉那些不會說話的自閉症患者所處的世界。他們所經歷的感覺雜亂想必比唐娜的感覺問題嚴重十倍。我很幸運，因為當我的母親、學校老師和家教老師不斷鼓勵我與他們互動和玩耍時，我會聽從。他們很少讓我退縮到搖晃或旋轉的世界裡去尋求慰藉。當我做白日夢時，老師會立刻將我拉回現實。

年幼的自閉兒如果接受溫和的矯治課程，在老師不斷的鼓勵下看著老師並與老師互動，幾乎有半數情況都會得到改善。牆上若有色彩明亮的裝飾物，對我而言，會讓學習變得有趣，但對感覺雜亂的孩子來說，它們可能會嚴重干擾注意力。洛杉磯加州大學發展出一套頗受歡迎的羅法斯（Lovaas）課程，成功地讓將近一半的自閉幼兒得以進入正規的幼稚園或小學一年級。羅法斯教學法是將字彙搭配物件，孩子如果將字彙與物件正確配對，就會得到稱讚或食物的獎賞。雖然對有些孩子來說，這是很棒的課程，但孩子若有嚴重的感覺雜亂和混淆問題，這樣的課程勢必會讓他們感到迷惑，甚至痛苦。

這些孩子需要的是不同的教法。觸覺常常是他們最可靠的感覺，所以如果老師用的是觸覺系統，對學習應當最有利。有一個母親教她不會說話的女兒畫圈圈，她的方法是握著女兒的手來導引她畫出一個圓圈。使用可觸摸的塑膠字母來教字彙，往往也很有用。如果能讓這些孩子不被其他景物和聲音干擾，他們功能不全的神經系統就比較能正確地感知語言。要增進他們的聽力，老師就得防止他們接收到視覺刺激，以免感覺負荷過大。在安靜、燈光朦朧、沒有螢光燈、牆上沒有明亮裝飾物的房間裡，他們聽得最清楚。有時老師的輕聲細語或柔和的歌聲也有助於聽力。因為孩子的神經系統處理訊息緩慢，老師說話的速度也必須放慢。突兀的動作會造成感覺混淆，也應避免。

孩子如果有仿說的行為，也就是複誦聽到的話，他在知覺處理連續統上的位置大概是中間，因為能夠複誦，就表示接收到足夠可辨識的話語。紐約亞伯愛因斯坦醫院（Albert Einstein Hospital）的朵麗斯．艾倫醫生（Doris Allen）強調，大人不該阻止孩子模仿別人的言語，因為那可能會抑制孩子說話。孩子重複別人的話，是為了確認他沒有聽錯。伊利諾州立大學的羅拉．伯克（Laura Berk）所做的研究顯示，正常的孩子會藉著自言自語來控制他們的行為及學習新技能。既然自閉症是腦部發育不全導致的，那麼較年長的自閉兒才會出現的言語模仿和自言自語，很可能是不成熟言語模式的產物。

正常的孩子會自然而然將語言與生活中的事物連結起來，而且學習的速度驚人。但自閉兒不同，他們得先了解東西是有名字的，知道說話是為了溝通。所有的自閉兒都很難理解長串的口語訊息，即便是特別高功能的自閉兒也不太能理解口語的指示，反而比較能理解書寫的指示，因為他們記不住訊息的順序。有一次，我大學的數學老師說我在課堂上過於勤做筆記，他告訴我應該注意聽講、了解概念。問題是沒有筆記，我就不可能記得解題的步驟。我是三歲時先理解了話語，之後才靠自然拼音法以及把字唸出聲來，而學會閱讀的。聽覺處理問題比較嚴重的孩子常常先學會閱讀，才學會說話。對他們來說，最好的學習方法就是把物件配上書寫的文字，因為他們理解話語的能力大都很差。

成年以後，我學外語的方式可能類似比較重障的自閉兒學習理解語言的方式。當別人以外語交談的時候，我無法聽出話語裡的字彙，除非我事先看過書寫的稿子。

因材施教

有兩種基本的自閉症型態可幫助我們判斷，哪些孩子適合密集、溫和介入的教學法，哪些不適合。第一種孩子是，在兩歲的時候可能看起來像失聰，但到三歲的時候就能理解話語。我就屬於這一類，當大人直接對著我說話時，我可以了解他們，但當他們彼此交談時，他們的話對我而言就像無意義的聲音。第二種孩子，原本看起來發展正常，但到一歲半或兩歲的時候反而不會說話了。隨著症候群的發展，理解語言的能力也隨之退化，自閉症的症狀也越來越嚴重。一個原本喜歡與人親近的孩子，因為感覺系統越來越雜亂，故而將自己封閉起來，最後甚至可能失去對周遭事物的覺知，因為他的腦無法處理和理解他四周的景物和聲音。也有孩子是這兩種自閉型的混合體。

以協助孩子脫離自閉的世界為宗旨的密集、循序漸進的教育課程，很適合第一型的自閉兒，因為他們的感覺系統多少還能正確呈現周遭的事物。雖然他們有聽覺和觸覺過敏的問題，但他們對周遭的事物仍有一些符合事實的覺察。這樣的課程對第二型的孩子可能就不恰當了，因為感覺的混亂使得他們根本無法理解這個世界。如果感覺尚未完全亂成一團，溫和介入的教學法對於兩歲前失語的某些孩子會有幫助。凱瑟琳．莫瑞斯（Catherine Maurice）在她的著作《讓我聽聽你的聲音》（*Let Me Hear Your Voice*）中描述羅法斯課程對她兩個孩子的幫助。他們分別在十五個月和十八個月大的時候失去說話的能力，在症狀開始的六個月內，她便開始讓孩子接受這套課程，那時，孩子還沒完全退化到自閉的程度，仍具備一些覺察力。要是等到他們四、五歲才接受這套課程，很可能羅法斯的教法只會造成困惑與過度的感覺負荷。

根據我個人以及其他人的經驗，一個有效的教學方法加上適度的努力應該就可以達到效果。心急如焚的父母常執迷地以為一天十小時的密集訓練可以神速地治癒他們的孩子。有效的教育課程的確需要每天執行，但通常不需如此費心費力。我母親花了幾個月的時間教我閱讀，一個禮拜五天，每天三十分鐘。莫瑞斯女士要老師一星期花二十個小時，用羅法斯法教她的孩子。除了上正式的教育課程，年幼的自閉兒每日的生活都得好好安排，不管是在學校還是在家裡。有些研究顯示，一星期二十到二十五個小時的密集訓練，且過程中孩子需不斷與老師互動的課程最有成效。一個神經科醫生給我母親一個很好的建議：跟著直覺走。如果孩子在一個教育課程中有進步，那麼他就該繼續；但如果沒有進步，他就該嘗試不同的課程。我的母親有一種本領，她知道什麼人對我有幫助，什麼人沒有。在大多數的自閉兒被關進精神療養院的年代裡，她為我找到最好的老師、最好的學校，堅決不讓我淪為療養院的病患。

目前有一種頗受爭議的方法，叫做輔助式溝通（facilitated communication），用來訓練不會說話的自閉症患者。使用這個方法時，老師會輔助患者的手，以便他能在打字鍵盤上打出信息。有些重障的人，很難停止或開始手的動作，還會出現不自主的動作使打字變得困難重重。老師會握著患者的手腕協助他的手伸向鍵盤，然後在他按了一個鍵之後，把他的手指從鍵盤拉開，以免他的手留在鍵盤上，重複按鍵。或者只碰觸他的肩膀，也可以讓他的手開始動作。

數年前，輔助式溝通被讚為重大的突破，也有人狂妄地宣稱即使最低能的自閉症患者也有完全正常的智力與情感。如今已有五十個科學研究顯示在絕大多數的案例裡，是老師在移動患者的手，彷彿它是進行通靈時靈應盤上的金屬板。執行溝通的是老師，而非自閉症患者。根據《自閉症研究評論》（*Autism Research Review*）期刊一篇摘要了四十三項研究的論文，有百分之五不會說話、能力嚴重不足的人能夠使用一個字的簡單回答來進行溝通。輔助式溝通成功的案例不多，而這些案例所以會成功，是因為有人已經先花了相當多的時間教患者閱讀。

也許輔助式溝通的真相，是介於暗示性的手推引（hand-pushing）與真正的溝通之間。於奧勒岡州尤金市（Eugene）的新突破（New Breakthroughs）任職的凱若・伯格（Carol Berger）發現，低功能自閉症患者在打出一個字的回答時，正確率可以達到百分之三十三到百分之七十五。使用對照組的研究結果顯示此法成效不彰，部分可能是因為有陌生人在場，造成患者的感覺負荷過大所致。據家長所述，有少數大人和小孩開始的時候的確需要手腕的輔助，不過逐漸地他們就能學會自己打字。但前題是，這個人必須先學會閱讀，而且只要手腕和手臂的輔助沒有移除，我們還是不能完全排除患者的表現有受輔助者影響的可能性。

迫切想與孩子溝通的父母往往冀望奇蹟，要他們不要輕信新的希望保證也很難，因為在自閉症的理解上，真正的突破實在太少了。

混沌世界雪上加霜

看起來，在光譜的一端，自閉症主要是認知能力的障礙，而另一端則主要是感覺處理的障礙。在感覺處理障礙嚴重的一端，許多孩子會被診斷有崩解症，而在光譜的中點，自閉症的症狀似乎是程度相同的認知與感覺障礙所致，因此，在這個連續性的各個點上，可能都有輕微和嚴重的案例。由於這兩個部分的嚴重性與比率因人而異，所以每個自閉症案例都不一樣。當一個自閉症患者透過教育或醫藥的矯治而情況改善時，他的認知或感覺問題或許減輕了，但兩者的比率似乎會維持不變。不過，何以許多高功能自閉症患者會有思考僵固及缺乏情感的問題，仍是一個不解的謎。自閉症有個令人困擾的問題，是你幾乎不可能預測哪些幼兒會變成高功能，兩三歲時症狀的嚴重性，往往與其預後沒有相關關係。

對於不會說話的自閉症患者來說，世界是混沌不明的，一個低能、不會自己上廁所的成人，可能活在一個完全失序的感覺世界裡。他可能對自己身體的界限沒有任何概念，且他所看見的、聽到的和觸摸到的，全都混淆在一起，想必就像透過萬花筒觀看這個世界，並又同時試著收聽一個受到靜電干擾的無線電台，更糟的是收音機的音量控制鈕又壞了，使得音量不穩定，一會兒大得震耳欲聾，一會兒又聽不見。讓問題雪上加霜的是，他的神經系統往往處在一個比肯納型自閉症患者的神經系統更為恐慌的狀態。試想你在一個完全混亂的世界，被一個危險的攻擊者追逐時，那種高度緊張的狀態。這也就是新的環境讓低功能的自閉症患者感到害怕的原因。

青春期通常會使得問題加劇，伯格．賽林（Birger Sellin）在他的書《我不想再困在自己的世界裡》（*I Don't Want to Be Inside Me Anymore*）敘述他循規蹈矩的兒子如何在青春期時突如其來地尖叫和鬧脾氣。青春期的荷爾蒙使得原本已過度受刺激的神經系統更加敏感緊繃。哈佛大學的約翰．拉堤醫生（John Ratey）用「神經系統裡的噪音」來描述這種緊張混亂的狀態。服用β-阻斷劑和降保適（clonidine）之類的藥劑通常會有幫助，因為它們可以穩定亢奮的交感神經系統。

感覺問題嚴重的自閉症患者有時會自殘，例如咬自己或是撞擊頭部。他們的感覺如此混亂，使他們可能感覺不到他們正在傷害自己。李德．艾略特（Reed Elliot）近期在《自閉症與發展障礙期刊》（*Journal of Autism and Developmental Disabilities*）發表的一項研究顯示，激烈的韻律操讓半數失智的自閉成人減緩了攻擊和自殘行為，而教育和行為訓練可讓幾乎所有的自閉症患者運作得比較正常。早期接受良好的課程矯治，可以讓百分之五十的自閉兒進入正規小學一年級就讀。雖然大多數自閉症患者的能力無法跟我比較，但他們會活得比較豐富。許多較年長的低功能自閉兒，可藉由藥物來減輕他們的亢奮狀態，幫助他們控制行為。不會說話的自閉症患者通常都能夠從事簡單的工作，如洗窗或固定型態的勞動。但很少失語的成年自閉症患者能夠閱讀或應付正規的學校課業。

許多父母和老師都問過我，在自閉症的連續性上，我的位置在哪裡。其實對於出其不意的社交情境，我仍然無法快速因應。洽談工作時，我可以應付新的狀況，但當事情進行得不順利時，我仍會偶爾陷入恐慌。我學會了如何面對旅行的恐懼，那就是為可能的突發狀況，例如班機延誤，預先想好一個備案。如果我事先在心裡重複演練每個可能的狀況，我就不會有問題，但如果遇到沒有設想到的新狀況，尤其是來到一個語言不通的國家時，我仍然會恐慌，因為這時我就無法依賴我的社交資料庫。所以當我不會說那個國家的語言時，我會感到非常無助，這時我通常會退縮。

如果我現在才兩歲，我會被診斷患有肯納氏症候群，因為我曾有異常的語言發展遲緩的問題。然而，身為一個成年人，我很可能會被診斷患有亞斯伯格症，因為我能通過一項簡單的心智理論測驗，而且我的認知能力也比典型的肯納型自閉症患者有彈性。至今我所有的思考仍是視像，雖說一個人在連續性上距離典型的肯納氏症越遠，思考就越不傾向視像。我的感覺過敏問題不像一些肯納型自閉症患者那麼輕微，但我沒有感覺混雜的問題。和大多數自閉症患者一樣，我體驗不到人與人之間的情感。我的視像世界是具體的，但透過象徵性的視像，我的世界不再像其他典型肯納型自閉症患者那麼僵固不變了。

《紐約客》（*The New Yorker*）有篇奧立佛．薩克斯（Oliver Sacks）的文章引述了我的話：「如果我彈彈手指就能讓自己變得正常，我也不會這麼做，因為自閉症是我之所以為我的部分原因。」相反地，唐娜．威廉斯說：「自閉症不是我，它只是箝制我的一種訊息處理障礙。」誰對？我想我們說的都沒錯，因為我們在自閉光譜上的位置不同。我不想失去我的視像思考能力，我已經在這個大連續性上找到我安身立命的位置。

診斷與教育（新版新增單元）

父母和老師常誤以為自閉症、廣泛性發展障礙、注意力不足過動症或亞斯伯格症是很精確的診斷，但其實它不像痲疹或是腦膜炎的診斷那麼精確。它是根據整體行為所做的判斷，不同的醫生或心理醫生往往會有不同的診斷，因為他們對孩子的行為有不同解讀。在我寫這個新增單元時，自閉症尚未有確定性的腦顯影或實驗室的檢測可做為診斷依據。

自我寫了這本書（編按：指舊版）後，醫界做出的輕度亞斯伯格症的診斷越來越多。在許多我出席的自閉症研討會上，我注意到有越來越多聰穎過人的孩子被診斷為亞斯伯格兒。他們當中有的應該就讀資優班或天才班，而不是送到特教學校。也有些亞斯伯格兒在他們的弱項上或許需要特殊教育，但在他們的強項上應該接受進階班的教育。我很擔心有些孩子原本能夠在科學、工程或電腦領域中從事富有挑戰性的工作，卻被轉入特殊教育的軌道。對特殊教育老師來說也不公平，因為教導一群資質大不相同的孩子，從不會說話的到天才，是很艱難的。

《注意力不足過動症與自閉症的關聯》（*ADHD Autism Connection*）的作者黛安・甘迺迪（Diane Kennedy）是最早著述討論亞斯伯格症與注意力不足過動症混淆現象的

其中一位。也有越來越多的父母跟我談到，他們孩子的診斷結果在亞斯伯格症與注意力不足過動症之間搖擺不定。許多父母告訴我注意力不足過動症使用的興奮劑，如利他能（含派醋甲酯）和Adderall（四種安非他命的混合劑）對他們的孩子幫助很大。可能在自閉光譜的高功能端，有些人會有注意力不足過動症的特徵。比較典型的自閉症或失語的自閉症患者，不論是成人或小孩，服用興奮劑後反而容易焦躁不安，而且症狀加劇。不過患者只要嘗試一、兩顆，就可以判定興奮劑是有益還是有害。

腦研究和早期診斷

過去這十年來，我們對自閉症的腦異常現象已有越來越多的了解。正常孩子的腦會以穩定的速度生長，而艾瑞克．庫爾切斯尼醫生的實驗室詳細為自閉兒做的腦部斷層掃瞄卻顯示：在他們第一年的生命裡，腦部先是生長得太快，接著便停止生長。異常的生長愈是過度，孩子的自閉症通常也愈嚴重。研究也顯示，自閉兒腦部的血清素系統相當異常，這或許可以解釋為什麼服用血清素再吸收抑制劑類（SSRI）的抗鬱劑通常必須維持很低的劑量，以免引發焦躁反應。每個孩子腦部異常的過度生長在程度和型態上都大不相同，加州大學的大衛．艾莫若（David Amarel）發現腦異常的變異性在低功能的自閉症患者群中最大，他發現他們的免疫系統往往也有異常現象，可能因此影響了他們的腦。

腦部的過度生長，會使幼兒的頭在一歲到兩歲之間大得不正常。之後，由於腦部發展遲緩，頭的大小會回歸正常。因此，用捲尺測量幼兒的頭圍（即帽子的尺寸）不失為偵測幼兒是否可能患有自閉症的一個簡易篩檢法。

目前正在研發的早期篩檢方法，還有共同注意力（joint attention）的檢測。正常的幼兒會引導、追隨大人的目光，這時兩人就有了共同的注意焦點。如果大人在玩一個小遊戲，要幼兒看著漂亮的小鳥時，孩子會看大人看的地方，但有發展障礙的幼兒可能就不會追隨大人的目光。華盛頓大學的派翠西亞·柯爾（Patricia Kohl）正在研發另一種篩檢法，可以偵測孩子是否能將注意力投向一般的講話聲，來診斷孩子是否有發展障礙的可能。孩子若做不到，是因為聽不到子音。正常的幼兒比較喜歡聽「兒語」——母親跟孩子說話時使用的生動、緩慢、咬字清晰的言語，而有自閉症的幼兒卻偏好電腦製造的高亢、顫抖、非言語的聲音。檢測的方式，就是觀察幼兒將注意力轉向哪種聲音。

早期教育

科學研究和實際經驗均毫無疑問地證實，年幼的自閉兒每星期需要大人給予至少二十小時的密集、一對一的訓練。所有的專家都同意，對待兩歲到五歲的自閉兒，最糟的做法莫過於讓他們整天看電視。至於什麼是最好的早期教育課程，專家的看法不一。根據我的觀察，最好的老師通常使用的方法都一樣，儘管課程依據的理論不同。加州大學戴維斯分校的莎麗．羅傑斯（Sally Rogers）指出單一嘗試教學法（discrete trial）或應用行為分析法（ABA: Applied Behavioral Analysis）是教孩子開始說話最有效的方法。這種循序漸進、高度重複性的方法可以幫助兩歲到五歲的孩子很快開口說話。現今使用的單一嘗試教學法，通常比舊有的羅法斯教學法來得自然活潑。至於社交和遊戲技能的學習，葛林斯班的地板時間療法（Greenspan's floor-time）和林．可恩．考格爾醫生（Lynn Kern Koegel）的課程則比較有效。考格爾的書《孩子，你並不孤單》（*Overcoming Autism*）提供了許多實用的教學方法。使用地板時間療法時，老師會讓孩子參與許多互動式的遊戲，鼓勵他們跟別人一起玩。

自閉症和廣泛性發展障礙的變異性相當大，所以大人應該因材施教。考格爾發現嚴謹、循序漸進的羅法斯式教學法很適合某些年幼的孩子，但對於其他比較能參與人際互動的自閉兒來說，較彈性的課程或許更有助益。不要太執著於一套方法，應去蕪存菁，有時候融合多種方法才是最好的做法。對於較年長的高功能自閉兒來說，高度重複性的課程不免單調乏味，他們需要的是能激發他們去思考的課業。教小學生時，老師可以利用孩子的固著性偏好來引發學習動機，如果孩子喜歡火車，就讀一本有關火車的書或做跟火車有關的數學題。

如果我小的時候射擊式的電動遊戲就存在的話，我一定會沉迷到無法自拔，可能就不會培養出與職業比較相關的興趣，如建造東西、放風箏、玩飛機。充斥著快動作的電動遊戲最容易上癮，依我看，它們不過是另一種尋求刺激和自我麻醉的方法。對於比較年長的孩子，我寧可鼓勵他們使用電腦來從事科學研究或學習電腦程式設計，並對之產生真正的興趣。有些免費的軟體可以讓孩子的電腦變成超電腦的一部分，為真正的科學專案高速處理數字。二〇〇五年五月六日號的《科學》雜誌，刊登的全都是這些令人歎為觀止的專案。上美國太空總署網站去追蹤太空探測船的旅程，是使用電腦的一個極佳的方式。父母和老師都告訴我，有些學生因為太沉迷電動遊戲，所以沒有其他嗜好，這就是它的害處。快速變化的螢幕保護圖案都會令我著魔，讓我沒辦法將目光移開，非得把它們關閉才能工作。變化比較慢的電動遊戲或螢幕保護圖案就不會有這樣的作用。

完全禁止孩子玩射擊式的電動遊戲或許不是正確的做法，但應該嚴格限制孩子玩這類遊戲的時間，特別是像我這樣的孩子。這些遊戲是自閉兒可以在學校和其他孩子談論的活動，對孩子的人際關係或許有幫助，然而，我會希望將自閉兒的興趣導向比較有建設性的活動。

遺傳與自閉症

過去十年來的研究證實，自閉症、廣泛性發展障礙、亞斯伯格症都跟遺傳有很大的關係。約翰霍普金斯醫學院的克來格．紐思謝佛（Craig Newschaffer）估計，百分之六十到九十的自閉症案例都是遺傳的。亞伯愛因斯坦醫學院的伊莎貝爾．拉賓醫生（Isabel Rapin）和她的同事審閱了一九六一至二〇〇三年發表的論文，得到的結論是：多個基因之間的交互作用，說明了自閉症的性質為何有這麼大的變異性。出現許多自閉案例的家族，他們的基因譜掃瞄顯示，至少有十個基因與這個病症有關。他們也發現，父母生出第二個自閉兒的機率是百分之二至百分之八。研究員也證實了過去的一個發現，那就是自閉症患者的親戚常常也有許多輕微、類似自閉症的徵狀。根據我的觀察，如果父母雙方和他們的家族有許多自閉症的特質，他們生出低功能自閉兒的機率也會增加。

許多電腦程式設計師都顯現出自閉症的特質。在《連線》（*Wired*）雜誌的一篇名為〈怪咖症候群〉（The Geek Syndrome）的文章裡，作者史帝夫．斯伯曼（Steve Silberman）問道：難道是數學和科技基因作怪？電腦和科技工業需要注意細節的人，真正喜歡交朋友的人對電腦不會有興趣。在加州奧克蘭的兒童醫院工作的賀伯・史瑞爾（Herbert Schreir）相信「科技人」的聯姻說明了為何史丹佛大學和麻省理工學院有這麼多自閉人。

在二〇〇四年和二〇〇五年，我的 www.grandin.com（本人的家畜網站）系統資源管理員每個月會給我一份名單，列出我的網頁點閱次數最多的城市。每個月，微軟所在的華盛頓州瑞得蒙市（Redmond）和加州鄰近史丹佛大學的聖馬丁市（San Mateo）都名列在前五名的城市內，而名單上總共有一百個城市。被下載次數最多的網頁是本書（舊版）的第一章。雖說我的網站是一個家畜網站，這個有關自閉症的篇章竟然衝到最高的瀏覽人次。不知是因為這些領域的人對於腦部如何運作特別感興趣，還是因為自閉症對他們來說，是比較切身的議題？

在自閉症的領域裡，專家對自閉症與亞斯伯格症的關係說法紛歧。它們真的是不同的病症嗎？英國的家族和遺傳研究指出，自閉症和亞斯伯格症是屬於同一個光譜。耶魯大學的弗來德・沃克馬（Fred Volkmar）的研究顯示，沒有言語遲緩問題的亞斯伯格症患者通常不擅長視像思考的工作項目，例如魏氏兒童智力量表（WISC）的積木設計測驗，而高功能自閉症患者通常在這個測驗上有很好的表現。積木設計測驗檢定的是受測者能否將彩色積木組合成書裡的圖案，這兩個族群在這個測驗上會有不同的表現，可能是因為接通的「電腦纜線」不同，但兩者根本上的問題是一樣的，都是連線不足導致的腦部異常。

亞斯伯格症患者常會擔心人們使用基因檢測來淘汰他們。這種做法會導致令人遺憾的結果，因為許多天賦異稟的人可能因此遭到埋沒。遺傳到一點自閉基因或許可以成為一種優勢，雖然太多的自閉基因可能會製造出低能、失語的孩子。研發自閉症的基因檢定必然會引起極大的爭議。

自閉症的盛行

許多研究者都認為，亞斯伯格症案例的增加大多是因為這個病症越來越容易被偵測出來。過去被視為科學或電腦怪胎的人，現在常被診斷出患有亞斯伯格症。

克里斯多佛．吉爾伯（Christopher Gillberg）在瑞典進行的研究顯示，過去被列為弱智的一些嚴重案例，現在也被歸為自閉症。自閉症案例增加的另一個原因可能是《精神疾病診斷與統計手冊》的修訂，這本由美國精神醫學會於一九九四年出版的手冊，擴大了診斷的標準，將亞斯伯格症和廣泛性發展障礙都列為自閉症。疾病管制局（The Centers for Disease Control）估計，每一千個孩子裡就有三到四個自閉症案例。疾病管制局在喬治亞州亞特蘭大市做的一項研究指出：學校裡僅有百分之四十自閉症類疾患的孩子被診斷出來，且百分之四十一接受特殊教育的學生多少都有自閉症。說話完全正常、患有輕度亞斯伯格症的孩子，通常在入學後才出現問題。遺憾的是，有些重度自閉症案例在入學後才開始接受矯治。根據我個人的觀察，我覺得有一類型的自閉症案例增加了，那就是孩子在一歲半到兩歲之間失去語言能力的退化型。大衛・吉爾（David Geier）和馬克・蓋爾（Mark Geir）這兩位自閉症諮商師表示，退化型自閉症的肇因是汞。現在汞已經從許多疫苗中去除，只不過魚和發電廠的幅射也都是汞的來源。其他的科學家則質疑汞跟自閉症發生率的增加有何關聯。

環境對胎兒的影響是越來越受到關切的議題。如果這些環境因素影響自閉症的發生率，它們很可能會與先天的易感性產生交互作用。外在的侵害，如暴露在毒素下，會讓一個聰穎的亞斯伯格幼兒變成不會說話的孩子。雖然這純粹只是臆測，但最近的科學研究證實，先天的易感性會與環境的毒害產生交互作用。科學家培養出一家系對汞毒素高度易感的老鼠，他們仿照接種的時間表給老鼠注射，結果正常的老鼠沒有出現不好的反應，但對汞敏感的老鼠卻出現類似自閉症的徵狀，例如咬尾巴和重複性行為。或許有些孩子對汞也有類似的易感性。哥倫比亞大學公共衛生學院（Columbia University School of Public Health）的麥迪・霍寧（Mady Horning）有一個三面攻擊理論，他認為，發展性的障礙是數個因素之間的交互作用造成的，這些因素分別是：

1. 先天的易感性
2. 環境裡的有毒因子
3. 在發展過程中接觸到有毒因子的時機。一種有毒的因子可能在發展的某個階段不會產生任何作用，但在另一個階段卻可能產生不良的影響

雙胞胎的研究也進一步證明環境與遺傳的交互作用。麥迪．霍尼指出同卵雙胞胎患自閉症的一致率是百分之九十，也就是說，雙胞胎皆患自閉症的機率是百分之九十。異卵雙胞胎的一致率是百分之三十五，而兄弟姊妹患自閉症的一致率是百分之四。有關汞的爭議，加州聖地牙哥的自閉症研究學會（Autism Research Institute），或大衛．柯比（David Kirby）的新書《傷害的明證》（*Evidence of Harm*）有更多的資訊可供參考。

第三章 擠壓機
自閉症的感覺障礙

自有記憶以來，我就很討厭別人摟抱我。我很想體驗被人摟抱的美好感覺，但就是受不了它。它的刺激就像會吞噬一切的巨浪，令我像頭野獸般地反抗。別人的碰觸會引發我的逃跑反應，因為它會切斷我的電路。感覺超載讓我想逃，所以通常我會立刻掙脫。

其實許多自閉兒渴欲擠壓的刺激，即使他們無法忍受別人的碰觸。如果是自閉症患者主動去碰觸，那就沒那麼難忍受了。出其不意的碰觸通常會讓我們退縮，因為我們的神經系統沒有餘裕去處理那份感覺。有位患自閉症的女士告訴我，她很享受撫觸，但必須由她主動，唯有這樣她才有餘裕去感覺它。早在人們了解這種怪異的行為之前，自閉兒的父母就經常提到，孩子很喜歡爬到床墊下及裹在毯子裡，或卡在一個狹窄的空間裡。我曾經也是尋求擠壓的孩子。六歲時，我常用毯子把自己包裹起來，也常趴在沙發墊下，因為那樣的擠壓可以讓我放鬆心情。小學的時候，我常在學校發呆好幾個小時，幻想打造一個能對我身體施壓的東西。我想像一只箱子，有個可充氣的襯墊，我可以躺在裡面，就像完全被可充氣的夾板裹住一樣。

去了一趟阿姨在亞利桑那州的牧場之後，我想出打造這樣一部器具的辦法，那就是仿照我第一次在那兒看到的擠壓牛槽。牛為了接種被置入擠壓槽，我注意到有些牛被擠壓在側板之間時，安定了下來。我想就是那時，我第一次建立了與那些牛的連結，因為過了幾天，在一次嚴重的恐慌症發作之後，我便逕自進入牧場的擠壓槽。自青春期開始，我經常感到恐懼和焦慮，且伴隨著嚴重的恐慌症。每數週到數個月，我的恐慌症就會發作一次，避開可能引起恐慌的情境，成了我的生存之道。

製作擠壓機

我要安阿姨將兩側的擠壓板抵住我，並將頭部的束縛槓緊扣我的脖子，希望藉由它撫平焦慮。開始的剎那間，我萬分恐慌，全身緊繃，試圖從擠壓中抽身，可是沒辦法，因我的頭被牢牢架住了。五秒之後，一股輕鬆感取而代之，大約三十分鐘後，我才要安阿姨將我鬆開。接下來大約一小時我都處在非常安定與寧靜的狀態，時時困擾我的焦慮減輕了，這是我生平第一次，真正感到通體舒暢。阿姨順從了我怪異的要求，讓我進入擠壓牛槽。她知道我運用視像表徵思考，她以為，擠壓槽在我的視像表徵世界裡，具有很重要的意義，但我猜當時她並不知道，讓我放鬆的是擠壓槽的壓擠。回到學校後，我就仿照擠壓槽的設計，用夾板打造了第一具人體擠壓機。我會匍匐爬進去，然後在身體兩側施加壓力。校長和學校的輔導老師覺得我的機具實在太詭異了，要沒收它。當時的專家對自閉症的感覺障礙毫無所悉；他們仍然相信自閉症是心理因素造成的。因為要沒收機具，他們通知了我的母親，令她非常憂心。跟那些專家一樣，她不懂壓擠對我的吸引力其實是生理上的。

我不斷改良擠壓機的設計。最新的款式有填充海綿在身體的兩側施壓，還有一個軟墊孔緊緊套著我的脖子。按壓一個氣閥桿，我便可以控制兩個軟墊抵住身體的壓力強度。我能精準地控制施加在身上的壓力，慢慢地加壓、減壓讓我特別感到舒坦。每天我都會使用擠壓機來紓解焦慮，幫助放鬆。年輕時我需要強大的擠壓，強到幾乎讓我感到痛，這部機具讓我得到莫大的解脫。最早的擠壓機款式，兩側是硬木，壓力比後來的軟墊款式要強。習慣那種強度的擠壓後，我又將這個機具改得較為柔軟、溫和。而如今有了藥物可讓神經系統不再那麼亢奮，我偏好的擠壓也就沒那麼強了。

曾有很多人想說服我放棄擠壓機，這讓我對它有許多矛盾的情緒。對立的兩股力量拉扯著我：我想迎合母親和學校當局，放棄這個機具，但身體上卻渴欲它的安定作用。更糟的是，當時我完全不知道自己的感覺經驗有別於他人。後來我才知道，其他自閉症患者也有同樣的渴欲，也都自有一套方法來擠壓身體。《天就要亮了》（*Soon Will Come the Light*）的作者湯姆．麥金（Tom McKean）在書中提到，他全身都會感到輕微的疼痛，而擠壓可以紓解這些疼痛。他發覺強大的擠壓力效果最好。一個人渴欲的擠壓強度，可能跟他神經亢奮的程度有關。

整體來說，湯姆的感覺處理問題比我嚴重，或許對於這樣的人，強到足以致痛的壓力，是減輕感官不適的一種方式。湯姆的兩個手腕都戴著非常緊的錶帶，只要不阻斷血液循環，能繫多緊他就繫多緊。他還做了一套壓力裝，外層是潛水衣，裡層是可充氣的救生衣。他可以利用救生衣的吹氣閥來調控壓力。也有其他成年的自閉症患者運用擠壓來紓壓。有一位男士腰上繫著很緊的皮帶，腳上穿著很緊的鞋子，還有一位女士表示，擠壓身體的特定部位可以幫助她的感官運作得比較正常。

透過手指去了解

雖然，自閉症患者的觸覺常因過於敏感而無法發揮正常的功能，但有時它卻能提供最可靠的環境訊息。來自英國的女性自閉症患者泰瑞絲．裘利弗（Terese Joliffe）偏好使用觸覺來了解環境，因為透過手指了解事物對她來說比較容易。她的視覺和聽覺都是扭曲的，所提供的訊息不可靠，相對地，她的觸覺可以讓她比較正確地感知這個世界。她學會靠觸感做一些事情，例如在桌上擺放餐具。她本來老是學不會哪隻腳穿哪隻鞋，直到有人握著她的手，引領她的手指往下滑過腿，再滑過腳的側面、滑過兩隻鞋，使她終於知道右腳和左腳的鞋分別長什麼樣子。她必須先去感覺它們，才能看見它們。她的學習方式與一位成年後才恢復視力的盲人沒什麼兩樣。奧立佛．薩克斯醫生在他的文章〈視而不見〉（To See and Not to See）中，描述了這個人如何透過觸摸東西才能讓眼睛看見它們。有些東西，像是房子，因為太大，沒辦法整個摸遍，他就摸模型，這也有助他看見實物。

觸摸也可以用來做字彙教學。泰瑞絲．裘利弗說，她是透過撫摸字母才學會閱讀的。瑪格麗特．依斯漢（Margaret Eastham）在其書《靜默的話語》（*Silent Words*）裡敘述，自己如何教她失語的兒子透過觸摸砂紙字母學習閱讀。許多完全不會說話的自閉兒喜歡運用觸覺和嗅覺，有些孩子會不斷地東敲敲、西打打。他們這麼做，或許是為了想知道周遭物體的疆界，就像盲人用拐杖敲打東西一樣。他們的眼睛和耳朵都沒有問題，但卻無法處理視覺和聽覺傳送來的訊息。

我一直都能判斷自己身體和外在世界的界線為何，但有些自閉症患者有嚴重的身體界線感知問題。如果他們看不見自己的腿，就不知道它們在哪兒。一位年輕的自閉症患者吉姆．辛克來爾（Jim Sinclair）說，他找不到自己的身體。唐娜．威廉斯也描述過對自己身體的破碎感知，她一次只能感知到身體的一部分。當她注視身邊的物體時，感知也是破碎的，一次只能注視一件物體的一小部分。唐娜會有節奏地輕輕拍打自己，有時甚至會用力拍打，以判斷身體的疆界。當感官接收到過多令她痛苦的刺激時，她會咬自己，卻不知道自己在這麼做。

過度敏感的皮膚可能也是個大問題。洗頭和穿漂亮衣服去教堂是我小時候非常痛恨的兩件事。很多孩子都討厭星期天作禮拜穿的衣服、討厭洗澡，但洗頭是真的會弄痛我的頭皮，在我頭上搓揉的手指彷彿都套著裁縫用的針箍。而扎人的襯裙就像砂紙，不斷磨擦著我敏感的神經末梢。事實上，我對所有服裝上的改變都難以忍受。當我習慣了穿長褲，我就受不了穿裙子時露出雙腿的感覺。而當夏天穿慣了短褲，我又受不了長褲了。大多數的人只需幾分鐘就適應的事，我至少要花費兩個禮拜。穿新內衣是件恐怖的事，因為它會刺痛我。我的胸罩總是穿到快解體才丟，而新的至少要洗過十次以後我穿起來才覺得舒服。直到今天，我還是比較喜歡把胸罩穿在衣服外面，因為縫線經常就像大頭針一樣刺痛我的皮膚。父母若能給孩子穿柔軟、能遮住大部分身體的衣服，就能避免許多感覺引起的哭鬧。

聽覺問題

小時候，很大的噪音對我也是個困擾，感覺起來經常就像牙醫的鑽子碰觸到神經，真的會讓我感到疼痛。氣球的爆破響會讓我嚇得半死，因為聽起來彷彿是在我耳朵裡面爆炸一樣。一般人充耳不聞的小噪音，都會讓我分心。我念大學的時候，室友的吹風機聽起來如同噴射機起飛。最讓自閉兒不安的還包括電鑽、攪拌器、鋸子、吸塵器等高亢、刺耳的聲音。學校的體育館和浴室裡的回音，也是自閉症患者難以忍受的。但何種聲音會造成困擾，因人而異，令我痛苦的聲音，對另一個孩子來說可能是愉悅的。某個自閉兒可能很喜歡吸塵器的聲音，另一個卻可能很懼怕它。有些孩子因為喜歡水流、水潑濺的聲音，會樂此不疲地按壓抽水馬桶的水箱長達數個小時，但也有些可能會嚇得尿褲子，因為沖馬桶的聲音，聽起來有如尼加拉瀑布的轟隆聲響。

難以切換的注意力

自閉兒經常看起來像失聰。他們對有些聲音有反應，對有些聲音沒有反應。珍・泰勒・麥當耐爾（Jane Taylor McDonnell）在她的書《來自邊界的消息》（*News from the Border*）中提到，她患有自閉症的兒子疑似聽不見某些聲調和音頻。他對某些樂器的聲音有反應，但對其他的樂器沒有反應。當我聽到令我分心的噪音時，仍然會有思路頓失的問題。如果我演講中有人的傳呼器響了，那會完全攪走我的注意力，讓我一點都想不起來方才說了什麼。間歇性的高音最惱人，我需要花好幾秒鐘才能把注意力拉回。有些研究顯示，在兩種不同的刺激之間快速轉移注意力，對自閉症患者來說非常困難。聖地牙哥醫學院的艾瑞克．庫爾切斯尼和同僚發現，自閉症患者無法在視覺事項與聽覺事項之間迅速轉移注意力。加拿大的安．文來．沙普（Ann Wainwright Sharp）和蘇珊．布來森（Susan Bryson）的研究則進一步顯示，患者的腦功能有先天上的缺損，以致無法迅速地處理接收的訊息。

如果有兩個人同時在講話，我很難篩除其中一人的聲音，去聆聽另一個人。我的耳朵會像麥克風一樣，收入所有相同強度的聲音。一般人的耳朵就像高度定向的麥克風，它對著誰，誰的聲音就會被收進來。所以在嘈雜的地方，我聽不懂別人的話語，因我無法過濾背景雜音。小時候，我受不了喧嚷的家族聚會，我會失控地大發脾氣。在生日派對上，當所有製造噪音的東西同時鳴響時，對我來說簡直就是痛苦的折磨。我的母親雖然知道我不喜歡嘈雜的聚會，但她並不了解原因。幸好我念的小學，教室裡很安靜，全部學生都做同一件事。要是我置身於一個開放式的教室，裡面有三十個學生，進行著十種不同的活動，我一定會被那片混沌刺耳的嘈雜聲淹沒。

最近，我在科羅拉多州立大學的電機系接受了瓊．伯來（Joan Burleigh）所研發的一套非常精密的聽力測驗。它結合了她在言語病理學上的專業知識以及那兒工程師的電子技術，能判定自閉症患者的聽力問題有多嚴重。標準的檢測鑑定的是微弱、單純音的辨識力，自閉症患者大都能通過這個測驗。根據這個測驗，我的聽力是正常的，但我的問題出在處理話語這類的複合音。

在瓊．伯來的檢測裡，有兩個部分我表現很糟，這兩個部分都是檢定一個人同時聽到兩方對話的辨識力。在第一項測驗，我的一邊耳朵聽到一個男人說的一句話，另一邊耳朵聽到一個女人說的另一句話，施測員要我忽視其中一句，覆述另外一句。這件事很難，我只能正確說出句子的百分之五十，而正常的人通常幾乎能百分百正確覆述。在下一項測驗中，我的一邊耳朵同時聽到兩個不同的聲音說著不同的話，我得忽視其中一個聲音，說出另一個聲音說的話。結果我的左耳比右耳差很多，左耳的表現是正常人的百分之二十，右耳的表現則是百分之六十。這些測驗清楚顯示，有背景聲音的干擾下，我處理和注意聲音的能力有很大的缺損。有些句子我只能辨識出一、兩個字，且通常是句子中間的字。

瓊．伯來的第三項檢測叫做雙耳融合測驗，它顯示我在協調兩耳的聲音訊息上有明顯的缺陷。在這項測驗裡，一個字經過電子處理被拆解開來，讓高頻率的音進入一耳，低頻率的音進入另一耳。當低頻率的音送入我的右耳時，我能夠正確辨識百分之五十的字。但是當低頻率的音送入我的左耳時，我的聽覺功能就喪失了，只答對百分之五的字，把 Woodchuck 聽成了 workshop，doormat 聽成了 floor lamp，padlock 聽成 catnap，therefore 聽成 air force，lifeboat 聽成 lightbulb。在接受測驗的時候，我就知道 catnap 和 floor lamp 是錯誤的答案，但我以為 workshop 和 lightbulb 的答案是正確的。我常根據語境來猜字，如果我正在設計一套設備，我知道一個工程師說的很可能是 workshop（工廠），而不是 woodchuck（土撥鼠）。

伯來醫生檢測過的其他自閉症患者，也發現同樣的聽覺障礙型態。她幫助一些有聽覺處理問題的人提升了聽力，方法就是在嚴重缺損的耳朵裡放入一個濾除某些音頻的塞子。她告訴我，我的語言處理問題的型態顯示腦幹有缺陷，此外，我的胼胝體，也就是讓兩半腦得以溝通的神經束，可能也有問題。腦幹是一個轉接站，負責將耳朵接收到的信號傳遞到腦部負責思考的部位。

這些檢測的其中幾項技術已存在二十多年了，但基於許多老舊的觀念，沒有人把它們用在自閉症患者身上。與電機工程師的合作，讓伯來醫生對感覺處理有了新的洞見。教育自閉兒的專家大都不重視感覺問題，而認同行為理論。洛杉磯加州大學的艾德華．歐尼茲（Edward Qrnitz）和彼得．譚貴於十多年前就提出了自閉兒的腦幹有異常現象。在一九八五年的《美國兒童精神醫學會期刊》（*Journal of the American Academy of Child Psychiatry*）的一篇論文裡，歐尼茲醫生探討了大量有關自閉症感覺處理障礙的科學文獻。他指出自閉症患者對於不同的刺激，不是反應過度，就是反應遲鈍，他因此認為，他們的缺陷有些可能是輸入信號遭到扭曲所致。但他這篇重要的論文並沒有受到教育工作者的重視，當時他們只崇尚行為改變技術，對感覺問題的衝擊置若罔聞。

相較於較重度的自閉症患者，我的聽覺障礙算是非常輕微的了。有些患者失去了所有、或幾乎所有理解言語的能力，也有的因為聽覺過於敏銳，連日常的噪音都完全無法忍受。有位患者說，雨聽起來像砲火；也有人宣稱他們聽得見血液嗖嗖在靜脈裡流動的聲音，或是學校整棟大樓的所有聲響。有位女士說即便她戴著耳塞再加上工業用的隔音耳罩，也無法忍受嬰兒的哭聲。這些症狀和那些在意外事故中腦幹受傷的人很類似，這些傷者有的甚至連一丁點噪音或強光都無法忍受。某些型態的腦部損傷，部分症狀跟自閉症的聽覺障礙如出一轍。在一場暴亂中頭部受到重擊的女孩告訴我，她的聽覺障礙跟我很像，受傷後她就不再能忽視惱人的背景噪音。有時我會短暫喪失聽覺，因為我神遊去了，把耳朵關上了。只要我盡可能專注，就可避免陷入這樣的狀態，可是當我感到疲憊時，就很容易什麼都聽不到了。現在我已經能控制這一點，但聽覺處理障礙比較嚴重的人，可能就沒有這樣的控制力了。

一位年輕的自閉症患者戴倫．懷特（Darren White）說他的聽覺很不穩定，有時很大聲，有時又很小聲。在《醫學假說》（*Medical Hypothesis*）期刊裡，他是這麼描述他的聽覺的：「我的耳朵耍的另一個把戲，就是改變我周遭聲音的音量。有時當其他孩子跟我說話的時候，我幾乎什麼都聽不見，有時候他們的聲音卻又像子彈一樣。」聽覺障礙可能還包括耳朵出現嗡嗡鳴叫的聲音。有時候我會聽見耳朵裡有我的心跳聲，或是一種電訊雜音，很像電視測試圖案出現時的雜音。

有些自閉兒對口說的言語聽而不聞。珍．泰勒．麥當耐爾在書中談到她兩歲的兒子對簡單的口頭指令沒有反應，他必須看對方的手勢以及房間裡的東西，才知道別人要什麼。習慣模仿言語的自閉兒會藉著重複別人說的話，來幫助自己了解；唐娜．威廉斯說如果不覆述，自己只能理解百分之五到百分之十的話。這類的自閉兒似乎有嚴重的言語感知障礙。在《某處有個人》（*Somebody Somewhere*）一書中，唐娜寫著：「小時候我習慣重複別人說的話，且無法理解語言的目的和意義。」她無法將話語和語調或語氣當做一個緊密的整體來理解。年輕的時候，她以為語調就是話，如果她注意語調，就聽不見話語。

艱困中發展語言之路

泰瑞絲．裘利弗也透過言語模仿來幫助自己學習語言。由英國自閉症協會出版的《溝通》（*Communication*）期刊，在一九九二年十二月號刊中刊登了她的一篇文章，她說，當別人跟她說話時她通常會錯過頭幾個字，因為她需要一點時間才知道有人開口說話了。過了很長的一段時間，她才了解言語的目的。年輕時，言語跟其他聲音一樣，對她沒有什麼意義；直到她看見話語寫在紙上，她才了解到它們是有意義的。看見了話語裡的字，她才開始能在話語中認得它們。

吉姆．辛克來爾也是經過一番學習，才知道話語是有意義的。在《高功能自閉症患者》（*High-Functioning Individuals with Autism*）中描述到這項困難時，他說：「言語矯治只不過是一大堆無意義的練習，你不斷地重複無意義的聲音，不懂為什麼要這麼做。當時我完全不知道，那是和別人溝通的一種方式。」

有些失語的人無法發展出語言的能力，或許是因為他們功能不全的聽覺系統接收不到足夠的言語。瓊．伯來的聽覺檢測和德島大學醫學院（University of Tokushima School of Medicine）的日本科學家皆指出，至少有些言語理解障礙是腦幹功能異常所造成的。橋本醫生（Hashimoto）和同儕發現，失語的自閉症患者腦幹比一般人小。愛爾蘭貝爾法斯特女皇大學（Queen's University in Belfast）的麥克萊蘭（D. G. McClelland）和同儕也發現那些失語、所謂低功能的患者，在一項判定腦幹傳輸神經脈衝的能力檢測中，顯示有腦幹功能異常的現象。

矯治師從經驗中發現，有時候失語的孩子可以先學唱歌，再學說話。有些人唱歌的腦迴路可能比說話的腦迴路正常，這或許是因為歌的韻律可以穩定聽覺的訊息處理，阻斷干擾的聲音。也許這是有些自閉兒試圖用電視廣告歌曲來進行溝通的原因。視覺訊號搭配唱出的廣告詞，為他們提供了有節奏的視覺印象。泰瑞絲．裘利弗的父母親告訴她，她小的時候，會在聽到某種音樂的時候說話。我個人在過去也常自哼自唱來阻斷惱人的噪音。

視覺問題

有的人有很嚴重的視覺處理問題，視覺可能是他們最不可靠的感覺。有些失語的自閉症患者在陌生的地方，行動就像盲人一樣；有些會有視覺停頓和白化問題，發作時什麼都看不見。白化時，他們只看見白茫茫的一片，彷彿在收看一個沒有節目的電視頻道。好幾位視覺正常的自閉症患者曾告訴我，他們有深度感知的問題，下樓梯對他們來說很困難。這些人的眼睛和瞳孔通常能正常運作，可以通過視力測驗，問題是，腦部處理視覺訊息的功能出了狀況。

小時候，我特別喜歡明亮的顏色和移動的物體，例如風箏和模型飛機，因為它們很搶眼。我喜愛條紋衫和螢光漆，喜歡看著超市的拉門來來回回地滑動。看著門緣從我視覺範圍的一端移動到另一端，我的背脊會感到一絲宜人的涼意。輕微的感覺處理缺陷，強化了某些刺激對我的吸引力，但比較嚴重的感覺處理缺陷，卻可能讓另一個孩子懼怕和逃避同樣的刺激。自閉症患者無法與人四目相望，部分原因可能只是因為他們無法忍受對方眼睛的動作。一位自閉症患者說，他無法注視他人的眼睛，因為它們老是在動。辨識面孔對許多自閉症患者也有一定的難度。

我記不住別人的面孔，除非我見過這個人很多次，或是他臉上有個非常顯著的特徵，例如很大的落腮鬍、厚厚的眼鏡、奇怪的髮型，這個問題經常讓我陷入尷尬的處境。一位自閉症患者巴巴拉．瓊斯（Barbara Jones）告訴我，她必須見過一個人十五次，才記得住這個人的面孔。巴巴拉在一個實驗室工作，專門在顯微鏡下鑑定癌細胞。她是這個實驗室最好的技術師之一，因為她有很強的模態辨識力。她的視覺能力使得她能易如反掌地認出異常的細胞，這些細胞簡直就像在跟她招手一樣。不過，有些證據顯示，辨認面孔和辨認建築物等等東西，用到的是不同的神經系統。任職於愛荷華大學醫學院的安東尼奧．達馬西歐（Antonio Damasio）指出，腹側枕葉和顳葉聯合皮質區受到損傷的病患，可能無法辨認一個人的面孔，但他們卻能辨認這個人的聲音。這些病患也能夠利用其他的視覺訊息，如步態或姿勢，來辨識一個人。可喜的是，即便無法辨認某個人的面孔，患者仍能輕易區別人與狗的面孔。

螢光照明對很多自閉症患者都會造成嚴重的問題，因為他們看得見六十周波的閃爍。家用的電流每秒鐘會開關六十次，有些自閉症患者看得見這個現象。閃爍不定的光不僅對眼睛造成過大的壓力，嚴重的，還會看見整個房間在間歇跳動。教室裡的螢光照明為唐娜．威廉斯帶來很大的困擾，從每樣物體彈跳出來的反光使得整個教室宛如動畫卡通一樣。在有黃色牆壁的廚房裡，螢光照明會讓她什麼都看不見。此外，在某些情況下東西還會消失，失去它們的意義。唐娜描述快速穿過大廳的情景：「在感知上，這個大廳根本不存在，我只看見形狀和顏色咻咻的從我身邊穿過。」當她的視覺系統因過多的刺激而完全無法負荷時，視覺所感受到的就變得毫無意義了。

扭曲的視像或許可以解釋為什麼有些自閉兒偏好邊緣視野。當他們從眼角望出去的時候，他們可以接收到比較可靠的訊息。有位自閉症患者表示自己斜眼看東西，看得比較清楚，若正眼看，他就看不見了。

嗅覺和味覺

許多自閉兒喜歡使用他們的嗅覺，對他們來說，氣味提供的周遭訊息可能比視覺或聽覺來得可靠。多倫多日內瓦中心（Geneva Center）的尼爾．沃克（Neil Walker）與瑪格麗特．惠蘭（Margaret Whelan）調查了三十個大人和小孩的感覺問題，其中百分之八十到八十七的人說，他們有觸覺或聽覺過於敏感的問題，百分之八十六的人有視覺問題。然而，只有百分之三十的人說他們的味覺或嗅覺過度敏感。

許多自閉兒很挑食，只肯吃某些食物。他們的飲食問題通常是感覺造成的。他們受不了某些食物在嘴裡的質地、氣味、味道，或聲音。我討厭任何黏滑的東西，比如說果凍或是沒有煮熟的蛋白。很多自閉兒厭惡酥脆的食物，因為在咀嚼時它們發出太大的聲響。《這兒有個男孩》（*There's a Boy in Here*）的作者史恩．巴倫（Sean Barron）在書中寫到，他對食物的質地超級敏感。他只吃淡而無味的食物，麥片粥是他最喜歡的食物之一，因為它「一點味道也沒有」。對某些患者來說，氣味或味道強烈的食物會讓他們過於敏感的神經系統無法招架。尼爾．沃克提到有個人不肯走在草坪上，只因他受不了草的氣味。好幾位自閉症患者曾告訴我，他們靠氣味來記人，有一個說他喜歡安全的氣味，是湯鍋、炒鍋之類的氣味，因為它們讓他聯想到家。

感覺混淆

感覺處理缺陷嚴重的人，視覺、聽覺和其他感覺，會全部混淆在一起，尤其是當他們疲倦或心煩意亂的時候。加拿大安大略教育研究院（Ontario Institute for Studies in Education）的羅拉·塞瑟羅尼（Laura Cesaroni）和梅爾康姆·卡伯（Malcolm Garber）訪談了一位二十七歲、患有自閉症的男研究生，他描述自己無法同時聽和看，因為他的感覺管道會錯亂。聲音變成了顏色，臉被觸摸時，感覺起來又像聲音。唐娜說自己是單一管道；也就是說，她無法同時看和聽。當她在聽某個人講話的時候，視覺接收到的信號便失去了意義。當她在聽朋友說話的時候，她就感知不到一隻貓跳到她的腿上。通電話往往比面談容易應付，因為少了讓她分心的視覺刺激。其他自閉症患者也表示，講電話是他們比較喜歡的社交方式。

感覺問題嚴重的人很難認清什麼是現實。對於自閉症的感覺問題所造成的混亂，泰瑞絲·裘利弗做了如下簡要的說明：

> 對於一個患有自閉症的人來說，現實是一團相互干擾的事件、人物、地方、聲音、景象混淆在一起的產物。所有的東西似乎都沒有清楚的界線、秩序和意義。我

的生命有很大的部分，都在試圖弄清楚每件事物背後的模態。固定的程序、時間、路徑、儀式，都有助於在混亂不堪的生命裡注入秩序。

吉姆．辛克來爾也提到感覺混淆問題。視覺是他最弱的知覺，有時電話鈴響時，他必須停下來回想那是什麼。吉姆用電腦科技語言對他的問題做了這樣的描述：「我的問題是一個介面問題，不是核心處理問題。」

唐娜．威廉斯覺得這個世界無法理解，她必須奮戰不懈才能理解她的感覺。但有時她也會放棄，任由注意力遊盪在支離破碎的模態之中，它們讓她感到愉悅、安全，令她著迷。在《某處有個人》中，她寫道：「這是自閉症美好的一面，它是牢獄裡的聖壇。」有著嚴重的感覺處理問題的人，當感覺被過度刺激時，也可能會進入完全停擺的狀態。

治療師和醫生常常將自閉症的感知問題，與精神分裂症的幻覺和妄想混為一談，但真正屬於經神分裂症的妄想和幻覺，型態是不一樣的。自閉症的幻想很容易被誤以為是幻覺，但自閉症患者知道它們是幻想，而精神分裂症的患者卻相信它們是現實。精神分裂症患者會有一些很典型的幻覺，包括相信聯邦調查局在他們的頭部置入一個無線電發射器，或認為自己是亨利八世；自閉症患者沒有。大多數自閉症患者的問題，是他們不知道他們的感覺處理與一般人不同。當我無法忍受扎人的衣服或很大的噪音時，我以為別人只是比我好、比我強。從我開始服用抗鬱劑妥富腦（Tofranil）以後，感覺敏感問題就不再那麼困擾我了。即使我的感覺仍然很容易受到過度的刺激，但藥物緩和了我對刺激的反應。

《奇蹟的聲音》（*Sound of a Miracle*）的作者喬姬．史泰利（Georgie Stehli）在書中描述了一個叫做柏拉聽覺訓練（Berard auditory training）的療程如何顯著降了低她對聲音不可思議的敏感度，進而改變了她的生命。她很慶幸浪打在沙灘上的聲音不再讓她感到驚恐。這項聽覺訓練讓患者聆聽不定時遭電子扭曲的音樂，每天兩次，一次三十分鐘，為期十天。使用的機器也含有過濾裝置，來阻斷聽覺特別敏感的頻率。經過訓練後，大約半數的人的聲音敏感度得到改善，也有些人耳中的嗡嗡聲和其他聲音減少了。雖然不能治癒自閉症，但它對有些自閉症患者是有助益的。

對唐娜．威廉斯來說，爾蘭讀障彩色濾光眼鏡（Iren tinted glasses）是一大福音，它可以濾除惱人的顏色頻率，讓她不健全的視覺系統能夠處理強烈的對比。玻璃杜絕了破碎的視覺感知，現在她可以看見整座花園，而不是支離破碎的花朵。湯姆．麥金的視覺處理問題沒有那麼嚴重，但他發現帶有一點紫色的紅褐色眼鏡，可以阻止強烈對比區的振動。玫瑰色眼鏡也讓另一位女士的輕度視覺問題獲得很大的改善；她的深度感知力提昇了，現在她可以在夜間開車。常見的褐色太陽眼鏡對有些人也很有幫助。

大多數的自閉症患可能都有不同程度的視覺和聽覺問題，連續性的一端是支離破碎的影像，另一端則是輕微的異常。輕微的視覺處理異常可能會讓一個孩子特別喜歡鮮麗、色彩對比的東西，但較嚴重的異常則會使得孩子避之唯恐不及。有色眼鏡和聽覺訓練並非對每個人都有幫助，這些感覺矯治方法或許有些效益，但它們都不能治本。

當我知道感覺問題並非出自我性格上的弱點或缺點時，我感到既慶幸又意外。年少時，我知道自己在團體裡格格不入，但我不知道視像思考以及過度敏感的感覺，是造成我不擅與人相處和互動的原因。很多自閉症患者都知道他們異於常人，卻不明白為什麼。我是在讀了很多書以及詢問了很多人有關他們的思考方式和感覺處理過程之後，才完全了解自己與一般人的差異。我希望，有更多的教育工作者和醫生能了解這些異常，好讓更多的自閉兒及早得到協助，脫離可怕的孤立狀態。

感覺統合

加州的一位職業治療師金．艾瑞斯（Jean Ayres）發展出一套名為感覺統合（Sensory Integration）的療法，它對大多數自閉兒都有很大的幫助，不論是口語能力正常的孩子，還是說話讓人幾乎完全聽不懂的孩子。它最明顯的效益是，降低觸覺敏感度以及安定神經系統。這個療法主要的兩個部分，就是施以深度擠壓和緩慢的搖擺刺激。後者是當孩子在每分鐘搖擺十至十二次的鞦韆上時進行，不過前題是孩子必須把盪鞦韆當做有趣的遊戲。治療師會在孩子盪鞦韆時主動鼓勵他們說話及互動，整個過程不能有任何強迫。和緩的搖擺有助於穩定孩子異常的感覺處理過程。

給小孩子的身體施予大面積並具撫慰作用的深度擠壓並不難，只要把他們放在大枕頭下面，或用厚重的體操墊把他們捲起來就可以了。這些步驟若能一天執行兩次，每次十五分鐘，效果最好。每天都要做，但每次不必做太久。至於每天做幾次，要看孩子的焦慮程度，有的可能需要一天當中隨時都可取得深度擠壓或搖擺，以便他們能在感到過度亢奮時安定自己。另一個可以安定過動孩子的輔助物，是裝了襯墊的厚重背心。要幫助自閉兒晚上入睡，貼身的木乃伊式睡袋不僅舒適，也具擠壓作用。

當我打造我的擠壓機，以及湯姆·麥金製作他的壓力裝時，我們並不知道自己正在創立一種至今已經幫助過許多孩子的療法。自閉症患者的許多行為看似怪異，但它們是扭曲或過於密集的感覺訊息所引發的反應。觀察他們的行為，有助於了解他們深層的感覺問題。在眼睛前面晃動手指的孩子可能有視覺處理問題，而用手摀住耳朵的孩子則很可能是聽覺過度敏感。自閉兒過度敏感的觸覺，也可以藉由按摩身體，或用外科軟毛刷子刷身體，獲得減輕。但擠壓必須要有相當的力度，才能產生安定和撫慰作用。千萬不要輕輕地搔癢孩子，因為那會觸動孩子發育不全的神經系統裡的恐懼。一個稱職的治療師會溫和、堅定、循序漸進地，減輕孩子的神經系統對碰觸的敏感度，他從不勉強孩子，但治療師必須有某種程度的堅持，否則就不可能有任何進展。

感覺統合療法可能對幼兒最有效，因為他們的腦仍在發育中。開始時幼兒若有身體僵硬和掙脫的反應，觸摸對他們或許也有幫助。雖說這些方法最適合幼兒，但它們對成人也有幫助。湯姆．麥金說用軟毛刷用力刷皮膚可以暫時讓他身體的疼痛消失。唐娜．威廉斯告訴我，雖然她痛恨刷身，但它有助於統合她的知覺，讓她能夠同時聽和看。不知何故，刷身可以幫助她統合來自不同感官的訊息。開始施以擠壓或磨擦的刺激時，孩子可能會抗拒，但漸漸地神經系統會變得不那麼敏感，原本他們所抗拒的撫觸會變成一種享受。

當初打造擠壓機時，我的設計旨在強化被擁抱的觸感。而現在，我的擠壓機可以防止我在突然抗拒時把頭從固定頸部的軟墊孔抽出來。若要打開頸門，我必須放鬆，向前傾。我從來不會困在裡面無法脫身，但它可以防止我驟然從具有安撫作用的擠壓下抽身。我隨時都可以控制施加在身上的擠壓力道。新的設計讓我終於能夠完全臣服於擁抱的溫柔觸感。

芝加哥伊斯特希爾斯治療日校（Easter Seals Therapeutic Day School）的瑪格麗特．

克立登（Margaret Creedon）使用擠壓機治療年幼的孩子，得到很好的效果。經過幾個月的治療，每個孩子都漸漸能夠忍受擠壓，最後甚至能享受它長達五分鐘以上。在擠壓機裡，孩子大多比較喜歡俯臥。治療師從不強迫他們使用它，且擠壓的強度始終是由孩子自己掌控的。研究員發現，每天使用擠壓機超過五分鐘的孩子，比沒使用擠壓機的孩子安定，也比較能夠抑制肢體反應，同時在一項機械式的問題解決能力測驗上，也有較好的表現。協助自閉兒去滿足人類最基本的需求——撫觸的慰藉——有如馴服一隻動物。一開始，他們會掙脫，但後來他們會發現被撫觸的感覺很棒。

感覺處理問題（**新版新增單元**）

過去十年來，我又做了幾項聽覺處理能力檢測，其中一項的表現差得令我驚愕。在一項測驗中，我需要辨別相隔半秒鐘的兩個很短的音在音調上的差異。我做不到，我聽到的是一個連續的音。法國的納瑟里·巴達特（Nathalie Boddaert）與同儕使用正子掃瞄，來確定自閉症患者處理複合音的腦部位有異常現象。有些自閉兒無法說話，一個原因就是他們辨識**聽覺細節**的能力很差。即使一個孩子能夠通過簡單的純音聽力測驗，但卻不見得能聽見字裡的子音。我的言語矯治師幫助我辨認字的方法，就是清楚發出字裡的子音，例如 cup 這個字，她會唸成 ccc u pp。**聽覺細節**和**聽覺門檻**（微弱音的感知力）檢測的是兩種不同的處理能力。有些失語患者可能只聽得見母音。

同時患有自閉症和閱讀困難症的人還有一個問題，那就是轉移注意力的速度緩慢。在兩個引起注意的事物之間來回轉移注意力，所需時間要比一般人長很多。譬如手機響了，一般人能在受到干擾不到一秒鐘後就把注意力拉回，但自閉症患者所需的時間就長多了。課堂上注意力受到干擾會使得自閉症患者聽不到句子的頭幾個字。

仿說

無法辨識聽覺訊號的孩子看電視廣告和影片時，會跟著重複裡面的台詞，這種行為叫做仿說。一個孩子如果能夠完整背誦一則廣告詞，父母和老師應該感到高興才是，因為這顯示孩子正在腦子裡設定口語程式。孩子之所以先學會電視廣告，是因為廣告詞每回說的聲調和發音都一模一樣。

小時曾有仿說行為的人說，當他們在背誦廣告時，並不知道這些字句是有意義的，他們以為語氣就是傳達的訊息，必須有人讓他們知道字句是有意義的。一個或許有效的方法就是製作幾百張字卡，字卡上寫的都是名詞。字和它所代表的東西，比如說cup（杯子）和杯子的圖像，必須出現在卡片的同一面。老師拿起字卡，讓孩子同時聽見他讀出卡上的字，並看見卡上的圖和書寫的字。如果孩子說出一個字，例如

juice（果汁），就給他果汁；如果他說spoon（湯匙），而你知道他真正想要的是果汁，不要矯正他，就給他湯匙。他必須學習字和特定東西之間的連結。

聽覺訓練

透過聽覺訓練來降低患者對聲音的敏感度、提升他們辨識聽覺細節的能力，引發了不少爭議。這些課程都不盡相同，但相同的是患者聽的都是電子處理過的音樂。這些音樂聽起來宛如老式的唱機，一會兒快，一會兒慢。

有些研究顯示聽覺訓練有效，有些則顯示它沒什麼效益。原因很可能是不同的自閉症患者，其腦部的線路異常的狀況不同。所幸，澳洲皇家兒童研究院（Royal Children,s Institute）的辛哈醫生（Sinha）所探討的大量文獻顯示，聽覺訓練是安全的。不過，音樂絕對不能放得太大聲。父母和自閉症患者表示，聽覺訓練對有些人來說或許是有幫助。另一種或許能降低聲音敏感度的方法，就是錄製火警警報聲或其他可刺痛孩子耳朵的聲音，然後讓孩子播放來聽，但要把音量降低許多。重要的是，音量和開關都由孩子自己控制。孩子剛開始聽的音量是他比較能忍受的，漸漸地，他就能把音量調高了。

視覺問題

許多泛自閉症患者都不太能忍受螢光，對他們來說，這樣的照明會讓房間閃爍得宛如迪斯可舞廳。在患者的書桌旁放置一個老式的白熱燈可以降低閃爍的效應。有自閉症、閱讀困難症和其他學習障礙的人，通常比較喜歡使用平板電腦螢幕，因為它不會像電視型螢幕那麼閃爍不定，所以最好使用筆記型電腦或是很薄的桌上型電腦，但要避免使用螢幕裡有螢光的桌上型平板電腦。

有視覺處理問題的孩子常喜歡斜視，理由是這麼做看得比較清楚。他們通常懼怕電扶梯，因為他們不太能判斷怎麼踏上去、怎麼踏出去。如果大人懷疑孩子有視覺處理問題，應該帶他去看視力發展檢定師，他們是特別的眼科醫師，可以給予治療和訓練，來改善腦內的處理障礙。這些孩子的眼睛大多正常，出問題的是腦內的電路。

視覺處理有問題的人使用有色眼罩和眼鏡是否能改進閱讀？英國研究員對此進行了廣泛的研究。他們發現這麼做通常是有用的，重點是患者要選到最適合他們的顏色。一項美國的研究指出有色鏡片並沒有什麼顯著的效果，這個結果很可能是因為，他們要每個人配戴的眼鏡顏色都一樣。

我有一個患閱讀困難症的學生，她有嚴重的視覺處理問題。當她試圖閱讀的時候，看見的字就像是在扉頁上蠕動一樣。戴有色眼鏡，以及將她寫的東西列印在棕褐色的紙上來降低對比，不僅有助於閱讀，也讓她的文章寫得比較有組織。在我的家畜設備設計課上，有百分之一到二的正常大學生有視覺處理問題。這些學生完全不會畫圖，他們不知道如何徒手畫出一個半圓，並將圓心點在正確的地方。我問他們為什麼，他們說他們看見的是波浪。我總是向他們推薦有色眼鏡，有些人後來告訴我有色眼鏡的確對他們有幫助。有的學生到太陽眼鏡店，嘗試用各種微暗的有色眼鏡來閱讀一本書，直到他們找出能讓扉頁上的字不再抖動的顏色。醫生配的閱讀眼鏡可依照個人偏好的顏色來定製。

支離破碎的腦系統

第一次見到堤托．慕哈帕德海（Tito Mukhopadhyay）的時候，他看起來就像個典型的失語、低能的自閉少年。他走進房間，拿起一本雜誌，聞了聞。他的母親教他在鍵盤上打字時，得不斷提醒他要專注。打字時他是完全靠自己的，在打句子的當下，沒有人碰他，但每打完一個短句，都得有人提醒他繼續，否則他就會跑來跑去。為了確定他打的字句不是事先演練過的，我要堤托描述一張他第一次看到的圖片。圖片內容是一則廣告，呈現一個騎著馬的太空人。堤托立即在鍵盤上打出「馬上的阿波羅十一號」。這點讓我確信提托並非在母親的提示下作答。提托對於自己的思考和感覺所做的描述顯示，他腦內不同的次系統沒有攜手合作。他描寫了一個思考的自己和一個行動的自己。當我問到他的視覺感知時，他在鍵盤上答道他看見的是零零碎碎的顏色、形狀和動作。他無法同時聽和看。

在正常的視覺系統裡，腦具備顏色、形狀和動作的迴路，這些迴路必須合作無間才能製造穩定的影像。提托對視覺的描述或許顯示他的這些系統是各自獨立運作的。他的描述或許也顯示他局部的腦系統運作正常，但不同部位之間的連線出了很大的問題。我要提托描述他學會打字以前的狀態，他打出一個字：emptiness（虛空）。自閉症／亞斯伯格症光譜上許多口語能力正常的人，所寫的東西都不及提托寫的那麼有感情。據我觀察，有時候那些感覺處理破碎或言語能力差的人，情感反而比較正常。提托的成就顯示，有些看似低能的人，其實有個很好的腦隱藏在裡面。許多失語的人可能不會有提托的能力，決定因素在於哪些腦迴路接通了。

深度擠壓

治療師發現把孩子放在墊子裡滾動，或是放在枕頭下面，施以深度擠壓，可以安定他們的神經系統。單一嘗試訓練（應用行為分析法）和言語治療，如果是在孩子體驗深度擠壓時進行，有時比較有效，因為擠壓所產生的安定作用，可以使電路不良的神經系統比較能感知到言語。許多這些孩子的腦就像收訊不良的手機，聽見的言語可能是斷斷續續的。

有襯墊的厚重背心所施予的擠壓，可以幫助一個過動兒乖乖地坐著。若要得到最好的效果，背心每次要穿二十分鐘，然後脫下二十分鐘。使用厚重的被毯來施予具有撫慰作用的擠壓，往往可以幫助睡眠。聖地牙哥自閉症研究院（Autism Research Institute）的史提夫．艾德森（Steve Edelson）與同仁發現，擠壓機具有鎮定作用。

一項用大丹狗做的實驗，驚人地顯示深度擠壓安撫了這些出於恐懼而咬人的狗。南西．威廉斯（Nancy Williams）和彼得．包契爾特（Peter Borchelt）將具有攻擊性的大丹狗放在箱子裡，箱子裡裝滿了穀物，以擠壓狗的全身，狗頭則從一個加了軟墊的孔洞伸出箱外。當這些狗置身於箱內時，研究員將其他的狗或陌生人帶到牠們面前，具鎮定作用的擠壓，降低了牠們攻擊性的吠叫和咬人的衝動。這些行為上的改進在實驗過後，仍維持了好幾個月，擠壓緩解了狗的焦慮。這項實驗顯示了擠壓的安定作用。不過當擠壓應用在自閉症患者身上時，不論是孩子還是成人，它應當被當做一項有趣的活動，絕不可強硬施行。

為什麼感覺障礙的改善速度緩慢？

仍有老師和治療師漠視感覺過度敏感的問題，這點令我感到心灰意冷。想必他們很難想像處在這個聲光密度超高的世界之中，有人感知到的是一個全然不同的世界。人們常會問一個問題：如果一個孩子對聲音如此敏感，為什麼他可以忍受自己的尖叫？理由是，他只對特定音調敏感，而每個孩子無法忍受的音調都不一樣。可慶幸的是，目前世面上已有較多的書籍在探討感覺過度敏感的問題。加州大學戴維斯分校精神醫學系的羅吉斯（S. J. Rogers）和其他人所做的研究，明白地顯示自閉兒有著異常的感覺反應。他們比其他發展異常的孩子更可能對味道和氣味出現異常反應。每次走進大賣場就尖叫和哭鬧的孩子，都有極嚴重的感覺過度敏感的問題。他們很可能覺得自己猶如置身於搖滾音樂會的聲光秀之中。感覺超載的問題會在一個人疲累的時候變本加厲。這些人需要一個安靜、沒有螢光、沒有干擾的環境，才能學習。

我們需要有人去探究，患有自閉症的孩子與成人在腦功能上的差異。如果我們可以鑑定電路不良的腦部位，就可以針對那個部位進行治療。每個人腦部電路的異常現象可能都大不相同，有些人可能有視覺處理問題，有些人可能沒有。

第四章
學習同理心
情感與自閉症

要有溫柔的情感，你必須先能感受溫柔的撫慰。當我的神經系統適應了擠壓機安撫性的擠壓時，我發現，這種舒心的感覺讓我變得比較仁慈、溫柔。我從來不懂仁慈是什麼感覺，直到我自己得到了撫慰。使用改良版的擠壓機之後，我才學會如何溫柔撫弄家裡的貓。過去牠總是見到我就跑，因為我老是把牠抱得太緊。許多自閉兒都會把寵物抱得太緊，他們不太知道如何去接近別人或讓別人接近。體驗到擠壓機的擁抱慰藉之後，我終於能夠將那份美好的感覺轉移給家裡的貓。我變溫和了，貓也開始願意陪在我身邊，這讓我了解到互惠與溫柔的意義。

開始使用擠壓機之後，我就知道它給我的感覺，正是我需要培養的待人之道。我很清楚，這種愉悅的感覺就是愛的感覺。我打造了一部機具來供應我所渴欲的撫慰性觸碰，以及幼時我無法忍受的親密接觸。要是當初我沒有製作擠壓機，並充分利用它，我應該會成為一個冷酷無情的人。被擠壓機擁抱的感覺可以讓我放鬆，趕走負面想法。我相信，我們的腦需要收到安神舒心的感覺訊息。溫柔的撫觸，可以讓一個人懂得仁慈。

思索牛的問題時我一向都很理性，直到我開始碰觸牠們。原本我都能保持中立地研究牠們，但一九七四年在史威福特加工廠和養殖場，當我把手放在牠們身上時，一切都改觀了。用手按壓著一頭牛的側軀，我可以感覺到牠是不是緊張、憤怒，或者放鬆。牛會退縮，除非我的撫觸堅定有力，這樣的撫觸能讓牠們安定下來。雖然觸摸有時可以讓牛放鬆，但它總是讓我更清楚地體認到牠們的處境。

人們想與動物建立連結時，總不由自主地想碰觸牠們。某次我在亞利桑那州的阿靈頓養殖場處置牛的經驗，至今依然歷歷在目。當時我們正在引導牛群進入一個擠壓槽，以便接種。我負責操作擠壓槽，並給牠們接種。為牠們注射時，我總是把手放在牠們的背上，因為那對我有鎮定作用。這種鎮定的感覺似乎是雙向的，因為我鎮定，牛也會鎮定。我想牠們感覺得到這一點，所以每頭牛都乖乖地走進擠壓槽。我在心裡默默地要牠們放鬆，以防撞到頭軛。原本一切都進行得很順利，不料擠壓槽的側邊斷裂，打翻了一個水桶。這個意外讓我和每一頭牛在接下來的午後時光全亂了陣腳。魔咒被打破了。

擠壓、撫觸、搖晃

擠壓身體對人和動物產生的作用是相同的。擠壓可降低觸覺的敏感度，例如，在小豬的兩側輕輕施壓，可以讓牠睡著；馴獸師發現為馬按摩身體，可以讓牠們放鬆。受到驚嚇、浮躁的馬與自閉兒的反應一樣，會攻擊和踢蹬任何碰觸牠們的人或物，而擠壓可以降低野馬的敏感度，讓牠們放鬆。最近我去了一場說明會，會中示範了馴服馬所使用的一套擠壓設備。會場找來一匹無法駕馭因此被牧場主人賣掉的馬，只要有人靠近，牠就會踢蹬、用後腿站立起來。這套擠壓設備對牠神經系統的作用跟我的擠壓機很類似。擠壓幫助這匹驚恐的馬克服了牠對碰觸的強烈恐懼。

這套機具是亞利桑那州普里斯卡特城（Prescott）的羅伯．理查森（Robert Richardson）建造的，它用沙粒和緩地施壓，讓馬無法動彈。這匹野馬被放在一個狹窄的馬廄裡，頗似載運馬用的拖車，兩邊緊鄰的馬廄裡各有一匹溫馴的馬相伴，因為野馬獨處的時候會恐慌。馬廄的前端有個加了軟墊的孔，讓馬頭伸出去，後端有個推門，以防馬後退又把頭拉進來。沙粒從上方的料斗流出，沿著馬廄的牆，慢慢地把馬廄填滿，直到沙粒將馬背全部掩蓋住。整個流程中，馬幾乎沒有任何感覺。和緩地施壓特別具有安神作用，沙子達到馬肚時，馬才輕輕抽搐了一下，接著似乎就放鬆下來。牠的耳朵很少往後拉，顯示牠並不感到恐懼或試圖攻擊，且從頭到尾牠都不曾想要咬人。牠很警覺，對周遭也很好奇，但牠表現得就像關在馬廄裡的一匹正常的馬，即便牠的身體已經給完全掩埋了。牠的頭仍然可以隨意晃動，但牠終於能容許別人觸摸牠的臉，搓揉耳朵和嘴巴。過去牠無法忍受的碰觸，此刻都沒問題了。

十五分鐘後，沙從地板的格柵瀉出，馬廄裡的沙子被移除了，此時，馬居然能容許別人碰觸牠身體的其他部位。擠壓的效果持續了三十分鐘到一個鐘頭。在這段時間裡，馬對人又多了一點信任，也體驗到觸摸的美好感覺。

輕柔的撫觸影響的是基本的生理層面。英國劍橋大學的拜瑞．凱文（Barry Keverne）和同仁發現，猴子彼此梳理毛髮可以刺激腦內啡的分泌，腦內啡是腦部自製的嗎啡。日本研究員則發現，在皮膚上施加壓力可以使肌肉放鬆，進而讓動物昏昏欲睡。磨擦豬的身體，牠會翻過身來，要你搔搔牠的肚子。動物對於接觸性的撫慰有強烈的本能需求。哈利．哈樓（Harry Harlow）知名的猴子實驗顯示，與母猴隔離的幼猴總是緊緊抓著一個表面柔軟的東西。如果一隻幼猴沒有機會接觸到真正的母親或母親的替代物（例如哈樓給牠的一個毛茸茸的油漆滾筒），日後牠的情感能力會減弱。初生的動物需要感受到肌膚的接觸和撫慰，才能擁有正常的知覺經驗，也才能正常發展。哈樓也發現輕輕地搖晃與母親隔離的幼猴，可以防止牠們發展出類似自閉症的異常行為。為人父母都知道，輕輕搖晃一個哭鬧的嬰孩，可以使他安靜下來。不管小孩或是大人，都喜歡輕輕搖晃的感覺，這也是為什麼木馬和搖椅一直都銷售得很好。

固有的自閉症理論將自閉症歸咎於「冷感的母親」，認為孩子患自閉症是因為得不到母親的關愛，直到一九七〇年，這個理論才式微。心理學家布魯諾・貝托漢（Bruno Bettelheim）在他的著作《無人的堡壘》（*The Empty Fortress*）中提出的理論成了大眾化的觀點，他認為，自閉症是心理方面遭受挫折所致。但如今我們知道，自閉症是神經異常導致的，是這些異常讓孩子無法享受尋常的觸摸與摟抱，是幼兒異常的神經系統拒絕了母親，讓他在被碰觸時退避三舍。一個有缺陷的神經系統對腦部造成的二度傷害，也可能會使孩子排斥一般的撫慰性碰觸。

腦研究顯示，感覺障礙源於神經系統。小腦和邊緣系統的異常，可能會導致感覺障礙及異常的情緒反應。麻州總醫院（General Hospital）的瑪格麗特・包曼（Margaret Bauman）與同儕解剖了一些自閉症患者的腦，發現他們的小腦和邊緣系統的神經元皆有發育不全的現象。艾瑞克・庫爾切斯尼也透過核磁共振的腦掃瞄，發現小腦的異常。老鼠和貓的研究已顯示，小腦的中央部分，也就是小腦蚓部，扮演著類似感覺音量調控器的角色。早在一九四七年，威廉・錢伯斯醫生（William Chambers）就在《美國解剖學期刊》（*American Journal of Anatomy*）寫了一篇文章，指出用電極棒刺激貓的小腦蚓部，會讓牠對聲音和碰觸變得超極敏感。較低的腦中樞出現的一連串異常現象，很可能就是導致感覺過度敏感、雜亂、混淆的原因。

世界各地許多實驗室進行的檢測都清楚顯示，自閉症患者的腦幹功能異常中，最異常的就是失語、重障的患者。神經系統的問題發生在胎兒發育期間，並非心理因素造成的。但是如果幼兒得不到撫慰性的碰觸，腦的情感和仁慈迴路也是會萎縮的。

自閉症與動物行為

動物園裡關在荒涼的混凝土獸檻中的動物，因為感到無聊，常會發展出一些異常行為，如搖晃、踱步、走路搖擺。幼小的動物生活在這樣的環境裡，會受到永久的傷害，表現出怪異、類似自閉症的行為，牠們會變得過於容易激動，並出現自殘、過動等刻板行為，且無法與同伴和睦相處。感覺的匱乏對牠們的神經系統有非常不良的影響，要幫助牠們完全恢復正常極為困難。

動物和人類的實驗都顯示，感覺經驗的匱乏會導致中央神經系統對聲音和碰觸變得過度敏感。早期的感覺匱乏所產生的影響往往歷久不衰。養在空洞洞的混凝土狗舍裡的小狗，聽到聲響時會變得非常激動。即便牠們遷出狗舍，在一座農場住了六個月，牠們的腦波仍顯示有過度激動的跡象，就像自閉兒的腦波也顯示有過度亢奮的跡象一樣。老鼠的實驗更進一步證實，限制正常的感覺經驗會造成傷害。剪掉幼鼠的鬍鬚，會使得從鬍鬚接收感覺的腦部位變得過度敏感，因為它接收不到觸感。這種異常幾乎是永難磨滅的；即便鬍鬚長回來了，那些腦部位還是無法正常運作。由於感覺訊息的扭曲或欠缺，自閉兒異常的感覺運作或許會導致腦部產生繼發性的異常。這些扭曲都可能會影響所謂的正常情緒。

幼小動物生長的環境，會影響牠的腦結構發展。根據伊利諾大學的比爾．格林拿夫（Bill Greenough）所做的研究，老鼠養在有玩具和梯子的籠子裡，可以增加牠腦部視覺和聽覺區裡的樹狀突，也就是神經末梢。我的博士論文有一部分研究也顯示，豬因為被豢養在無趣的塑膠圍欄裡，而出現用鼻子到處翻土覓食的異常行為，進而使得從鼻子接收知覺的腦部位，長出額外的樹狀突。這條異常的「樹狀突公路」或許可以解釋，為什麼動物園裡那些多年來老是刻板踱步的動物很難恢復正常。這也是為什麼，當自閉兒還小的時候就開始治療和教育是這麼重要，如此才能讓發展中的神經末端在對的地方連結。

自閉症患者的情感

有些人認為自閉症患者沒有情感。但毫無疑問我是有的，但它們比較像是一個孩子而非成人的情感。小時候我發脾氣並不真的是在表達情緒，而是因為迴路超載。只要穩定下來，情緒就全消了。我生氣的時候，就像午後的雷雨；憤怒很強烈，但一旦過了，情緒也就很快地消散了。看見人對牛施虐，我會非常氣憤，但如果他們改變行為，不再虐待動物，我的情緒很快就會平息。

不管是小時候，還是長大成人後，我都是個很開心的人。當客戶喜歡我的企畫時，我感覺到的快樂，跟小時候我跳下跳板時的歡天喜地是一樣的。當我的科學論文被期刊接受時，我的快樂就像某個夏日我跑回家，把我在沙灘上撿到的一個酒瓶拿給母親看時所感受到的快樂。當我善用智能去設計一項富有挑戰性的專案時，會得到很大的滿足感。那份滿足感和單獨完成一項困難的字謎遊戲，或玩了一局很有挑戰性的西洋棋或橋牌，沒什麼不同；與其說它是一種情感上的經驗，不如說它是一種智能上的成就感。

恐懼

青春期時，恐懼成了我的主要情緒。當賀爾蒙來襲時，我的生活重心就是設法避免恐懼引起的恐慌。我比過去都依賴門的象徵意義，因為我相信只要掌握到心靈運作的祕訣，就能驅除恐懼。

湯姆．麥金和泰瑞絲．裘利弗的著作均指出，恐懼也是他們自閉生涯中的一個主導情緒。泰瑞絲說，盡量讓所有的事物保持不變，可以免除一些強烈的恐懼感。另一位自閉症患者東尼（Tony W.）在《自閉症與發展障礙期刊》中談到，他生活在充滿幻想和恐懼的世界裡，對一切都感到害怕。以我來說，我是到青春期才開始有這種強烈的恐懼感，但有些自閉症患者從幼年就開始了。史恩．巴倫說，他人生的頭五、六年是在全然的恐懼中度過的。教室裡高度規格化的環境減輕了他的一些恐懼，但在走廊上，他還是經常感到害怕和焦慮。

過去我所經驗到的強烈恐懼與焦慮，這十三年來在抗鬱藥物的治療下，幾乎完全消除了。大部分的恐懼與恐慌減少後，許多其他的情緒也隨之減弱了。如今我最強烈的感覺，就是在處置牛時因為感受到牠們在我的關照下身心安適，而得到的那份深深的平和與寧靜感。這股平靜與至福的感覺，並不像其他的情緒一樣那麼快就消散，它讓我覺得輕飄飄的。擠壓機也給我類似的感覺，不過沒那麼強烈。發揮聰明才智，帶給我莫大的滿足感，但我不知道狂喜是什麼感覺。當美麗的夕陽讓別人陶醉的時候，我知道我錯過了什麼。理智上，我知道夕陽很美，但我感覺不到。我體驗得到的歡愉，頂多就是當我解決了一個設計上的問題時所感受到的愉悅。有這樣的感覺時，我只想逍遙自在地享受當下，宛如春暖花開之際一頭活蹦亂跳的小牛。

難以理解複雜的情感

我的情感比大多數人簡單，我不了解人際關係中複雜的情感，只懂得簡單的情緒，例如恐懼、憤怒、快樂、悲傷。看哀傷的電影，我會哭，有時候看見令我十分感動的事，我也會哭，但複雜的情感關係是我無法理解的。我不懂一個人怎能一會兒愛一個人，一會兒又因為害怕失去，憤而想殺了他。我不懂悲喜交集的感覺。唐娜．威廉斯在《此處無人》裡，簡單明瞭地為自閉症患者的情感做了這樣的總結：「我相信，自閉症是控制情感的某種機制無法恰當運作的結果，是它讓相對正常的身與心無法深度地表達自己，並非身心本身出了問題。」我最多只能理解所謂複雜的情感就是一個人同時懷有兩種對立的情感。《湯姆歷險記》（*Tom Sawyer*）的作者山繆．克來門斯（譯注：Samuel Clemens 乃馬克吐溫的原名）寫道：「幽默真正的來源不是歡愉，而是哀傷。」維吉尼亞．吳爾芙（Virginia Woolf）說：「世間美好的事物都是兩刃刀，一端是歡樂，一端是悲苦，將心切成兩半。」我能夠理解這些觀點，但我的情感經驗從來不是如此。

安東尼奧．達馬西歐最近在《自然》雜誌發表的一篇論文中提到一位S.M. 女士，我的狀況跟她很像。她大腦的杏仁核受損，自閉症患者的這個腦部位是發育不全的。S.M. 無法判斷別人的意圖，所以在社交方面經常做出錯誤的判斷。和一般自閉症患者一樣，她看不出臉部表情的微細變化。

在研發各種不同、錯綜複雜的方法來操作擠壓機為自己施壓時，我不斷發現，只要些微改變操作控制桿的方法，就會有不同的感覺。慢慢增加擠壓力道的同時，我會在遞增的速度和時機上，嘗試各種微細的變化。就像解讀語言一樣，我不斷嘗試新的方法，去感受那些微細的差異。對我來說，觸覺上這些微細的差異就相當於複雜的情感，它們有助於我理解情感的複雜性。

我學會去理解與客戶之間單純的情感關係，這些關係通常是直來直往的；不過我仍然無法理解情感上的微細差異，我重視的是成就與肯定的具體明證。我喜歡觀賞自己蒐集的帽子，因為它們是客戶送的，是客戶喜歡我的作品的具體證明。看得見的成就是激勵我的動力，此外我也希望對社會有一番正面的貢獻。

我仍然很難理解人生被複雜的情感主導的人，也很難跟這樣的人建立關係，因為我是一個理性的人。所以，我常因為沒能解讀微細的情感信號而和家人起磨擦。比方說，對我妹妹來說，有個奇怪的姊姊是件很麻煩的事，她覺得每當有我在的時候，她就得躡手躡腳。多年後當她告訴我小時候她對我的感覺時，我才恍然大悟。出於愛，我的母親一直在想辦法幫我，不讓我淪為精神療養院的病患，但有時候她會覺得我不愛她。

她是個重感情勝於理智和邏輯的人，幼時我像野獸般地拳打腳踢，以及後來我必須藉由擠壓機來體驗愛和仁慈的感覺，這些行為都令她感到痛心。諷刺的是，如要我放棄擠壓機，我就會成為一個鐵石心腸的人。沒有擠壓機，我就不會對她有親切的感覺。我必須在肉體上感到安適，才感受得到愛。遺憾的是，我母親和其他感情豐富的人很難了解自閉症患者的想法。對她來說，我就像來自另一個星球，很難應付。我跟科學家及工程師比較處得來，因為他們不那麼感情用事。

在一次研討會上，有位男性自閉症患者告訴我，他只有三種情緒：恐懼、悲傷、憤怒。他感受不到喜悅，而且他的情緒很強烈，它們不但起伏不定，而且還會混淆在一起，跟感覺混亂很類似。我的情緒不會混淆，但在某些方面，它們會淡化或簡化。這位男士所描述的情緒混亂，或許跟一般兩歲小孩常有的情緒驟變很類似，他們可以前一會兒笑，後一會兒就哭鬧起來。自閉兒這種情緒瞬間轉變的傾向往往出現得比較晚，所以較年長的自閉兒可能會有幼兒般的情緒型態。

這兩年來，我開始覺察到人與人之間有一種電流，它比外顯的憤怒、快樂、恐懼微細很多。我觀察到，當幾個人聚在一起處得很開心時，他們的談話和笑聲是有節奏的，他們會同時大笑，然後平靜地說話，直到下一個笑點。我始終無法配合這樣的節奏，往往中斷談話而不自知，問題是，我跟不上節奏。二十年前，波士頓的康登（Condon）醫生觀察到，有自閉症和其他發展障礙的幼兒，動作無法與大人的言語同步。正常的幼兒會注意大人的言語，做出同步的反應。

很多人在情感上無法諒解我的工作，常有人問我，怎能關懷動物卻又參與屠殺動物的行業。也許是因為我的情感不像其他人那麼豐富，所以比較能夠面對死亡這件事。我把每一天都當做是人生的最後一天，這個態度激勵我去完成許多有意義的事，因為我學會無懼於死亡，也接受自己會死的事實。這使得我能客觀地看待宰殺，能夠像牛一樣地理解它。不過我並非只是客觀、冷感的旁觀者；我對牛的知覺感同身受，牠們穩定，我就穩定；當有地方出錯，弄痛牠們的時候，我會感受到牠們的痛楚。我試著揣摩牠們的真實感受，而不讓死亡的心思攪亂我的情緒。我的目標是減輕痛苦，改善畜牧業對待動物的方式。

懷念故地的情感

自閉症患者其實有能力與他人建立深厚的情感關係。德國醫生漢斯．亞斯伯格（Hans Asperger）——亞斯伯格症名稱的來源——表示自閉症患者缺乏情感的這個普遍認定其實是不正確的。不過，我強烈的情感連結通常是地方，而不是人。有時候我覺得自己的情感生命似乎跟動物比較像，因為我的情感比較單純、比較外顯，而且像牛一樣，我的情感記憶都跟特定的地方有關。比方說，我感覺不到一個裝滿不堪回首的記憶的潛意識，且我的情感記憶非常薄弱。牛想到一個鞭打牠們的牛仔時，不太可能會變得很激動，但當牠們看到那個牛仔回到鞭打牠們的地方時，牠們的恐懼反應是測得出來的，例如心跳加速或壓力賀爾蒙的大量釋出。危險通常會讓牠們聯想到特定的地方。自閉症患者的記憶也常常跟特定的地方或物體有關。回到一個發生過美好事件的地方，或是看著一件曾經帶來美好感覺的東西，可以讓我們重溫那份愉悅。光用想是不夠的。

我會對自己因設計牲畜系統而待過數日或數週的地方，產生情感。我的一個客戶曾告訴我，兩週下來，我對一個工程案的牽腸掛肚，就像母親照料新生兒一般。對於自己投注過許多時間的地方，我會有特殊的情感。回到這樣的地方，我常會感到近鄉情怯。我會惶恐，擔心這個對我來說很特別的地方，不讓我進去。每到一個地方工作，我都會先勘察那兒的環境，以確定能回得去，即便我知道這麼做很荒唐。大型的肉類加工廠都有守衛，但幾乎每一家工廠，我都知道該如何避開保全人員，以防我對它產生特殊情感後需要再回到那裡。開車經過的時候，我會注意圍欄上的每一個孔洞，以及每個沒有上鎖的柵門，將之永久烙印在記憶裡。我對通道阻斷的恐懼，是本能的反應，彷彿自己是隻受困的動物。

對我來說，尋找這些洞口和缺口就像一隻小心謹慎的動物，在環視陌生的領域以確定有安全逃脫的路徑和通道，或像在跨越一個到處都可能有掠食動物的曠野。那些保全人員會試圖阻止我嗎？我的巡查動作有時是自發、不自覺的，我會注意到沒上鎖的門，即使我並沒特意去找，但我就是會注意到它。當我發現一個通道，便會感到一陣興奮。在圍欄上找到所有的孔洞，也可以減輕我的恐懼。只要知道能通過圍欄，我就會感到安全。我對通道阻斷的恐懼是抗鬱劑無法完全抑制的情緒之一，因為它太強烈了。

當我走向自己的象徵門時，也會有類似的恐懼反應。一部分是害怕門被鎖上，就像鑿洞動物的地道被堵住一樣。彷彿深植在腦中對抗掠食動物的系統被啟動了。某些刺激會觸動我們和動物共同的基本本能，地位崇高的科學家，如《伊甸園之龍》

（*The Dragons of Eden*）的作者卡爾・塞根（Carl Sagan）及《被纏住的翅膀》（*The Tangled Wing*）的作者梅爾文・寇納（Melvin Konner）都在書中提到這個觀點。裘蒂絲・拉伯波特（Judith Rapaport）在《不停洗手的男孩》（*The Boy Who Couldn't Stop Washing*）中表示強迫性行為，如洗手洗好幾個小時，或反覆檢查瓦斯爐是否關了，可能都是動物古老的求生和梳理本能啟動的結果。

對通道阻斷的恐懼不僅縈繞在我視像門的象徵世界裡，同時也在我停止使用門象徵之後的真實世界裡纏繞不去。年輕時，我會在學校最高的建築物裡尋找通往屋頂的門。位於一個有利的高點，我可以俯視潛藏在人生下一個階段的危險。情感上，我就像隻動物環視曠野，確定有沒有獅子。但在象徵意義上，這個高點也代表著我追尋生命意義的決心。我的智能在試圖理解這個世界，但背後的驅動力卻是動物的恐懼。

將近三十年前，當我還在操作視像門的象徵世界時，我已領悟到恐懼是很大的動力，但那時我並不知道別人體驗到的主要情感跟我不一樣。也因為恐懼是我的主要情感，以致所有對我具有情感意義的事，都瀰漫著恐懼。下面的一則日記明白顯示，我如何在自己的象徵世界裡面對恐懼。

一九六八年十月四日

今夜我打開了那扇小門，穿越它。往上推開門，浩瀚無垠的月空隨即呈現在眼前。我將我對他人所懷有的一切恐懼、焦慮放在屋頂上。使用這扇活板門是有風險的，因為如果有一天它被封死，我就沒有情感的出口了。理智上，它只是一個象徵，但情感上，打開門的具體行動引發的是恐懼，而實際跨越它，則代表我克服了對別人懷有的恐懼和焦慮。

理智上，我一向都知道人生中的改變是一項挑戰，所以在第一扇門幾近神奇地出現後，我便刻意選擇象徵性的門來幫助自己度過難關。有時跨越一扇門會全面啟動我的交感神經系統——促使人或動物逃離危險的系統。宛如面對一頭獅子，我會心跳加速，冷汗直流。現在這些反應已經受到抗鬱劑的控制。藥，加上我在記憶中儲存的大量資訊，讓我得以走出視像的象徵世界，大膽走入所謂的真實世界。

然而，直到過去這兩、三年我才發現，有些情感是我體驗不到的。第一次隱約覺得自己的情感與別人不同，是在高中的時候。那時室友正在迷戀我們的理科老師，雖然體會不到她的感覺，但我知道自己從未對任何人有那樣的感覺。多年後我才發覺別人在人際關係中大都是跟著感覺走的。但對我而言，所有恰當的社交行為都需要靠智力習得。經驗豐富了，我的社交技巧也比較純熟了。我的一生中都有善解人意的老師和啟蒙師幫助我，自閉症患者迫切需要有人引導、教化，好讓他們能在人際關係的叢林裡存活下來。

同理心與情感（新版新增單元）

「正常」人極度缺乏同理心的例子時有耳聞，有些甚至離譜得讓我匪夷所思。我經常在報上讀到某公司出現財務危機，必須要求員工減薪，員工同意了，董事長卻給自己發了紅利。這種狀況往往會讓員工義憤填膺，如果他們的頂頭上司也能患難與共，他們會比較願意共體時艱。這是一個同理心被自我和情緒蒙蔽的例子，同理心為何會被蒙蔽呢？罪魁禍首是權力和自我迴路，而這些迴路是我沒有的。這些管理階層的人似乎沒有從其他公司所犯的相同錯誤中記取教訓。或許，他們沒有同理心是因為他們沒有親眼看見員工的反應，在大多數情況下，他們無需面對員工。最近有研究揭示了同理心的運作模式：腦部有個叫做鏡區的迴路，會在一個人見到他人受苦時啟動。芬蘭科學家的腦顯影研究顯示，亞斯伯格症患者的鏡區不如正常人那麼活躍。

人直接經驗痛苦時，會產生同理心。我與經營餐廳的公司合作時，曾帶許多從未去過畜牧場和屠宰場的高階主管去參觀這些地方。到現場參觀之前，動物福利對他們來說只是抽象的議題，但親眼見到動物所承受的痛苦之後，他們做了重大的改變，嚴格要求他們的供應商配合動物福利指導原則。同感的主管立即採取行動，其中一位看到一頭垂死的乳牛成為肉製品後，深惡痛絕。當時我的工作，是在屠宰場實施一套評鑑動物福利的督察系統。僅有一位主管不為所動，在回程的飛機上，他戴上耳機，說著愚蠢、幼稚的機長笑話。他避談在屠宰場的所見所聞，因為他的反應有違他的信念。他的公司成為少數未嚴格實施動物福利指導原則的公司之一。

這讓我想到另一種我無法理解的人類情緒：否認。有些父母發現孩子四歲了還不會說話，卻不願承認孩子有問題。我無法理解這種讓情感蒙蔽理智的心態。大人需要用很具體的方式讓孩子知道，什麼是設身處地。當我朝別人丟泥巴的時候，母親會讓我明白我不該這麼做，因為我不會喜歡別人朝我丟泥巴。

我認為同理心不只一種。就我來說，我必須藉由視像去設想別人的立場，才能產生同理心。我可以真實體會到員工遭到解雇的感覺，因為我能夠觀想他的家人坐在餐桌旁，苦思著如何支付帳單的情景。如果付不出房貸，他們就會失去他們的棲身之所。我非常能體會那種生活上的困苦，但我發現一般人很不善於視像同理心，他們常常感知不到別人會怎麼看一件事。很多人在指示別人如何開車到某地時，會漏掉許多重要的細節，因為他們設想不到那個駕駛會看見什麼。人們告訴我，有了我的行路指南，他們不會迷路。正常的人有情感同理心，但不見得有感覺同理心，所以無法體會自閉症患者過度敏感的感覺。有些傑出的感覺障礙治療師能夠體會這些障礙，是因為他們自己也曾奮力對抗過聲音、碰觸或視覺過度敏感的問題。感覺同理心最強的人，都經歷過感覺處理障礙所帶來的苦痛和極度混亂的意識。

有時教訓是必要的

教訓是否必要，是個見仁見智的問題，有些人認為大人不該對孩子施以任何懲罰。小時候我總喜歡試探大人的極限，但我知道在學校發脾氣，就會遭到一天不能看電視的懲處，家裡和學校的紀律是一致的，母親與老師同一陣線。惡劣的行徑若沒讓我嘗到惡果，我會變成一個無法無天的孩子。但即使生長在一個家教甚嚴的家裡，我在藝術方面的能力卻一直都是被鼓勵的，不曾因為懲戒而遭到剝奪。我必須強調，我堅決反對使用電擊這類的厭惡法，不斷使用各種厭惡法來制約孩子的行為是不對的，也是權力的濫用。

教化的方法永遠都該是正向的，但有時也需好好教訓一下孩子，好讓他們知道別人的感受。有三位老師告訴過我，有學生老是朝他們吐口水，他們嘗試過所有非懲戒性的方法，例如不把它當一回事，或是解釋為什麼他們不喜歡這種行為。直到有一天被吐過無數次口水的老師終於忍無可忍，反吐回去。孩子回應道：「好嘔！我不喜歡。」老師說：「這下你知道你吐我口水，我是什麼感覺了。」在這三個案例裡，孩子都不再吐口水了，因為，他們終於真正領悟到他吐口水時別人是什麼感受。

情感腦與思考腦

英國劍橋大學的賽門．拜倫可漢（Simon Baron-Cohen）提出，人的情感腦有兩種類型。他說，人不是感性，就是理性。感性的人透過情感去理解別人，理性的人論事不論人。一般人通常是感性，而在自閉症／亞斯伯格症光譜上的人則傾向理性。根據拜倫可漢的檢測，我是個非常理性的人。

在第一章裡，我描述過三種思考類型：圖像、音樂與數理、語文邏輯。兩種類型的情感腦，可能都有這三種不同的思考模式，但自閉症／亞斯伯格症光譜上的人，在思考模式上的差異可能是最極端的。我懷疑他們的一些情感迴路可能沒有接通，而「藝術」或「數理」部門的局部網絡連線可能有超額的連線。腦的差異性會很大，因為每個人接通的「電腦纜線」都大不相同。

第五章

世間之道

開發自閉兒的稟賦

兩歲半的時候，我進入一所專為語障孩童設立的幼兒園，那兒全部的工作人員只有一位年長、經驗豐富的言語治療師和另一位老師。當治療師跟每個孩子進行一對一的訓練時，老師便帶領其他五個孩子練習。老師知道如何溫柔地介入我的幻想世界，讓我瞬間回神過來，專注於當下的課題。過多的干預容易讓孩子發脾氣，但沒有干預，就不會進步。如果你任由他們自行其是，自閉兒會流連在他們自己的小小天地裡。

我常會失去注意力，關上耳朵，做起白日夢，那些白日夢就像腦子裡放映的特藝彩色電影。我也常全然忘我地轉動一分錢的銅板，或是研究桌面上的木紋。當下，周遭的一切都消失了，不過這時語言老師會輕輕抓住我的下巴，將我拉回真實的世界。

三歲時，母親雇請了一位女家庭教師來照顧我和妹妹。這位女士總是讓我們片刻無閒地玩遊戲和從事戶外活動，在我的教育和治療中，她扮演了很重要的角色。她積極參與我們所做的每一件事，以鼓勵我保持互動。我們堆雪人、打球、跳繩、溜冰、滑雪橇。等我年紀稍長，她還跟我一塊兒畫圖，培養出我對藝術的興趣。

讓自閉兒在家以及學校從事有系統的活動是很重要的。我們總是在固定的時間吃飯，並遵守餐桌禮儀。家庭教師在我們很小的時候就教育我們要有禮貌，也不斷灌輸我們如何注意安全。她教我在過馬路前，先看看兩邊有沒有來車，所有的孩子都得學習馬路如虎口的道理，但對自閉兒而言，每件事都得透過反覆練習方能學會，一、兩次的警告是無濟於事的。

接著，我在一所規模很小的小學就讀正規幼稚園。每班只有十二到十四個學生，以及一位經驗豐富的老師，他知道如何嚴格但公平地規範學生的行為。在我入學的前一天，母親親自到班上向其他孩子說明我需要大家的協助，為我杜絕了同學的嘲弄，創造了一個較好的學習環境。我很感激學校裡那群好老師們，他們以傳統、極為嚴謹的方式管理教室，同時讓我們有機會去實際操作有趣的事物。

我清楚記得學習太陽系的時候，我們把它畫在布告欄上，還去參觀科博館。科博館的戶外教學以及三、四年級在課堂上做的實驗，讓我認識了科學。我們用牛奶瓶、橡膠膜、飲料吸管製做氣壓計，將橡膠膜封住牛奶瓶的瓶口，再將吸管黏貼在橡膠膜上，氣壓的變化會使得橡膠膜上下起伏，吸管也因此跟著移動。如此一來，氣壓的概念就變得容易理解了。

我的創造力也受到老師們的鼓勵。五年級時，我為學校的戲劇演出幫忙製作了許多戲服。我因為擅長繪畫和藝術，所以無論在家裡還是學校，我在這些方面的能力都得到讚揚和鼓勵。

就讀小學的時候，我仍然被診斷為腦部缺損的孩子，老師知道我的狀況，都願意協助我，雖然他們並沒有受過特殊教育的培訓。進幼稚園前，兩年密集的訓練使我具備就讀正規學校的條件，這時，我已完全擺脫語言的障礙，許多比較嚴重的自閉症狀也消失了。在成功的教育學程裡，自閉兒的舉止會比較正常，我開始跟其他的孩子一起玩耍，也比較能控制我的脾氣。不過，有時我仍不免發脾氣，特別是在疲累的時候，或是老師沒有給我充分的時間回答問題而令我氣餒的時候。因為我的腦子處理訊息的速度很慢，很難敏捷地回答問題。

八歲的時候，我的閱讀能力依舊很差，於是母親採取了另一套方法。每天下午，我們會一起坐在廚房裡，她會要我唸出書裡的文句。等我學會語音的發音和規則之後，她會先唸一個段落給我聽，接著我會隨她讀出一兩個字。逐漸地，她要我唸的文句越來越長。我們讀的是真正的書，很有趣，並不是孩童開始學識字時讀的那種書。

透過自然拼音法，我學得很順利，因為我聽得懂話語。不過經過很長的時間後，我才學會默讀。把字句唸出聲來，有助於我記得文字的順序。那時我也常在晚上說故事給自己聽，大聲把故事說出來，可以賦予故事一種連續性，讓它們變得比較真實。即使到了高中，我還是會常常大聲地跟自己討論哲學概念。

年紀較長後，對我最有幫助的人都屬於比較有創意、非傳統型的人物。精神科醫生和心理醫師對我幾乎沒有什麼幫助，他們老是想分析我的心理，挖掘埋藏在我內心深處的的陰暗面。有一位精神科醫生以為只要能找出「心靈創傷」，我的病就會好起來。高中的心理醫師想破除我對門和其他東西的執迷，卻不試著了解它，利用它來刺激學習。

高中時，我最重要的啟蒙師是一位教理科的克拉克老師。在我被正規高中退學後，我的父母即將我轉入一所小規模的寄宿學校，這所學校專收天資聰穎但有情緒問題的學生。雖然我十三歲時的魏氏智力測驗（Wechsler IQ test）拿到一百三十七的高分，但成績卻一直很差，因為學校的功課絲毫引不起我的興趣。這所學校的其他老師和專業人員企圖要我放棄怪誕的嗜好，想讓我變得正常一點。但克拉克老師尊重我的嗜好，利用它來激勵學習。當我談到我的門和其他視像象徵時，他給了我幾本哲學的書。

同樣的，心理醫師和精神科醫生也要我丟掉擠壓機，但克拉克老師力挺我保留它，並進一步引導我的興趣和精力。他告訴我，如果想了解為什麼擠壓機能讓我放鬆，就得懂科學；如果我用功讀書，就能上大學，到時我就會知道為何擠壓會產生放鬆的效果。他非但沒有奪走我怪誕的機具，反而用它來激勵我用功，拿到好成績，然後上大學。

克拉克老師後來推薦我閱讀科學索引，例如《心理學研究摘要》（*Psychological Abstract*）及《醫學索引》（*Index Medicus*），我才發現真正的科學家使用的不是《世界百科全書》。其實透過索引，我就能找到全世界的科學文獻。一九六〇年代中期還沒有電腦化的科學索引，大眾圖書館甚至沒有影印機，索引裡的每一筆資料都得用手抄寫在筆記本裡。在那個年代搜尋科學文獻十分費功夫，克拉克老師帶我去圖書館，教我如何搜尋，如何起步成為一個科學家。這些書才是真正的科學家所使用的。

克拉克老師的訓練對我來說非常受用，後來我飽受焦慮症之苦時，我知道如何在圖書館搜尋所需的藥物，透過《醫學索引》，我找到了答案。

許多自閉兒都有不同的固著性偏好，有的老師會不智地想辦法去破除它。事實上，他們反倒應該開發它，將它導入有建設性的活動。比方說，如果孩子迷戀上船，那就不妨用船來激起他對閱讀和數學的興趣，例如鼓勵他閱讀有關船的書籍，或應用算數來計算船速。固著性偏好可以提供強烈的動機，李奧．肯納曾說，引導某些自閉症患者通往成功的方法，就是引導他們的固著性偏好，將之轉化為事業。他最成功的病患之一後來當了銀行出納。這個人在農場長大，對數字異常痴迷，後來家人為他的固著性偏好找到了目標：為了激勵他在農地工作，他們讓他在玉米收成的時候數算田裡的玉米。

肯納醫生發現，自閉症患者的固著性偏好也可以成為他們擁有社交和朋友的途徑。今日，許多自閉症患者對電腦非常著迷，因而成為程式設計方面的專家。對電腦的興趣可以提供他與同好接觸的機會。網際網路這個跨越全世界的電腦網路，對這樣的人來說真是一大福音。自閉症患者不喜與人目光接觸的問題以及笨拙的動作，在網際網路上都看不見，用鍵盤打訊息可避免許多面對面接觸的社交障礙。網際網路可說是歷來對自閉症患者的社交最有益的媒介。湯姆．麥金說他讀大學的時候，電腦簡直就像天賜的禮物，因為他可以透過它與別人交流，而無需掙扎著像正常人一般說話。

老師需要幫助自閉兒開發他們的天賦。我認為，人們太著重於自閉兒的不足，而疏於開發他們的長才。例如，藝術方面的天資在孩子很小的時候就會顯露，會議上，家長、老師、自閉症患者給我看一些幼童所繪的圖，往往令人驚豔。有時才七歲的自閉兒就能運用 3D 透視法來畫圖。有一回我參訪一所學校，看見一個二十歲的青年在他的筆記本上畫著美麗的機場圖，但那時卻沒有人輔導他發展這項天賦，他應該去上一些製圖和電腦繪圖課才對。

湯姆．麥金在大學修電腦程式設計時，感到灰心喪志，因為教授竟然因為他寫出更好的程式而把他當掉。我猜，或許是湯姆的直接冒犯了那位教授，教授不了解，直接得近乎魯莽是自閉症的一個特性。湯姆常常逕自走到黑板前面，擦掉並修正教授舉的例子。在《天就要亮了》這本書裡，他寫著：「看，要是我們改成這麼寫，便可省去四、五行的程式。如果我在應徵一個程式設計師的工作，用的是他（那位教授）所堅持的程式，我一定不會被錄用。」那門課被當，讓湯姆既氣餒又困惑。一位較有創意的教授應該會激勵他設計出更有趣、更困難的程式。

患有自閉症的青少年和成人需要發揮他們的所長和所好。人們應該鼓勵他們發展電腦程式設計、引擎修護、平面藝術之類的能力，（電腦程式設計非常適合自閉症患者的另一個理由，就是這個領域不介意社交怪咖）。自閉症患者也需要良師來告訴他這個世界的運作方式。我輔導過許多自閉成人，讓他們明瞭他們的思考方式異於常人。若一個人知道實際上別人的思考方式與他不同，他就比較清楚究竟發生了什麼事，以及為什麼會發生這種事。使用攝影機和錄音機來教孩子如何與人應對，是很好的方法。觀看過去演講的錄影帶時，我會發現自己的缺點，例如奇怪的聲音模式。指導一個自閉症患者學習社交禮儀，就像指導演員演戲一樣，每個步驟都需事先安排好。克拉克老師給我的幫助不止在科學上，當我因同學不斷的揶揄而垂頭喪氣時，他願意花好幾個小時開導我。他的科學實驗室成了我的庇護所，把一個我無法理解的世界隔絕在外。

我一旦對一件事產生興趣，就會耽溺其中不可自拔。我會不斷地談論它，宛如音響不斷播放一首你最愛的歌。青少年經常這樣，沒有人覺得這有什麼奇怪，但自閉症會讓原本正常的行為，誇張到大多數人難以想像的地步。譬如說，很多人覺得我對象徵性的門執迷得超出常理，企圖要我擺脫它。只有像克拉克老師這樣的人才懂得去引導這種固著性偏好。

大學和研究所

進入大學之前，母親就將我的問題告知了學校的行政單位。學校離我的高中很近，所以我仍然能夠在週末和克拉克老師見面，我能成功地讀完大學，他扮演了重要的角色。在我努力適應大學生活之際，是他給了我支持與鼓勵，要不是他，我可能熬不過來。

對我而言大學的課分兩種：容易的，如生物、歷史、英文，以及不可能的，如數學、法文。數學科的狄翁老師在每堂課後，都會花上幾個小時給我補習。我幾乎每天都到他的辦公室，複習整天的課。我還得上幾個小時的家教課，才應付得了法文。在精神上，我有助理院長的夫人依斯特布魯克女士給我打氣，她是另一位對我很有幫助的非傳統性人物。她留著狂野的髮型，裙子裡穿著衛生長褲。當我感到孤單或心情跌到谷底時，就跑到她家去，她會給予我所亟需的鼓勵。

大學是個令我迷惑的地方，我必須藉助視像類比來理解大學社群的規範。我想出一些新的類比，來補強之前在寄宿學校為了避免惹禍而設想的簡單對策。

在寄宿學校唸書的時候，我很快就知道哪些規章是一定要遵守的，哪些又是經過小心觀察和邏輯推理後，判定為可以違反的。我為規章發展出一套簡單的分類系統，叫「制度之罪」。被歸納為制度之罪的是非常重要的規定，違反它將使特權被嚴重剝奪。學生會因抽煙和性行為受到嚴厲的懲罰，一個學生如果能讓學校完全相信他不會去做這兩件事，那麼就算他違反一些不太重要的規定，也不會受到任何懲罰，所以我將抽煙和性行為歸為制度之罪。自從學校的教職員知道我不會跑到樹叢裡和男生搞七捻三，我就再也不曾因為在沒有教職員的陪同下獨自到樹林去而受到懲罰。學校從來不曾給我特權容許我一個人去爬山，但我知道學校也不會試圖阻止我這麼做。我發覺老師和舍監真正關切的是抽煙和性行為，因此學會如何避免惹上麻煩。

對自閉症患者而言，規章十分重要，因為我們會密切注意事情運作的方法。我一向重視規定，因此得到老師的信任。人們對我的信任永遠是一大助力，不過，許多人很難想像自閉症患者是如何理解規章的。因為欠缺社交方面的直覺，我只能像個電腦程式專家一樣，純粹依賴邏輯來引導自己的行為。我根據邏輯判定規章的重要性，然後將它們分類，整理出一套繁複的演算流程樹狀圖，做為決策的依據。任何跟社交有關的決定都有一套理智和邏輯的演算流程，不受情感的支配；做決定純粹是一種計算。

學習一套繁複的決策流程並非易事。我在道德方面的家教很嚴格，從小我就知道偷竊、說謊、傷害別人是不對的。隨著年齡的增長，我觀察到有些規定是可以違逆的，有些不行，所以我設計了一套決策程式來幫助我判斷。我將不合規定的行為分為三類：「為非作歹」、「制度之罪」，以及「違規但不算壞」。「為非作歹」是絕對不能違反的規定，偷竊、破壞他人的資產、傷害別人就屬於這一類，它們很容易判別。「違規但不算壞」往往是可以違反，而不會受到什麼懲罰的規定，例如在高速公路上稍微超速、違規停車等。「制度之罪」是懲處十分嚴厲，但理由似乎不太合理的規定。運用這套系統，我得以安然度過每一個新的情境。

我阿姨布里琴是另一位重要的啟蒙師。她對我百般包容，並鼓勵我從事與牛相關的工作。在她的牧場作客時，我愛上了亞利桑那州。我在那兒對牛槽的癡迷也給了我創業的動機。後來我又回到那裡去讀研究所。

寫動物科學的碩士論文時，我想研究的是養殖場的牛在不同類型的牛槽裡的行為，但我在亞利桑那州立大學的指導教授，不認為那是個適當的學術研究主題。當時是一九七四年，鮮少有人研究牧場牲畜的行為。又一次，固著性偏好驅策了我，即使那位教授認為這樣的研究很愚蠢，我還是決定研究牛在牛槽裡的行為，所以必須另覓指導教授。動物科學系的教授大都不認同我的想法，幸好在百折不撓的努力下，我終於找到兩位教授對這個題目有興趣，一位是建造系系主任佛斯特·波頓博士，另一位是工業設計系的麥克·尼爾森教授。保守的動物科學系教授視為荒謬的想法，在一位建造師和一位設計師的眼裡，卻是再合理不過了。

我的碩士論文結合了所有我對事物運作的想法和執著。我想鑑定不同的擠壓槽設計對牛的行為產生的影響、牛受傷的發生率，以及擠壓槽的效率。研究的變項包括牛的品種、擠壓槽的設計，以及牛的體積。我計量了牛卻步不肯進入擠壓槽的次數、處理的速度，以及可能對牛造成傷害的事物，例如滑溜的表面和可能會讓牠們窒息的隔框。檢視牛隻時，我拿著數據單站在擠壓槽旁，記錄每頭牛被烙印和接種時的行為。

接下來，我必須把數據打在 IBM 電腦的打孔卡上，再使用工程系的大型主電腦進行分析。在亞利桑那州立大學就讀的時候，還沒有方便小巧的桌上型電腦。因為每頭牛的數據都得打在個別的電腦卡上，所以一共打了五千張，弄得我頭昏腦脹。我通常都在下午六點以前趁工程系學生還沒來時，到打孔室打卡，直到膀胱脹到受不了為止，因為如果我去上洗手間，打孔機就會被工程系的學生占去。後來我成了打孔和卡片分類機的專家，當分類機卡住的時候，那些工程系的學生通常只能無助地站在一旁，看著我排除故障。我常常幫他們修理，以便他們及早整理好他們的卡片，我才能使用那部機器來整理我的卡片。我總是稱那一疊疊的卡片為「我的牛群」；視每一張卡為一頭真實的牛，可以讓我比較知道如何將牠們分成不同的群組來進行統計分析。比方說，我可以根據體積將卡片分類，來檢視牛的體積是否影響效率。過去，我常把操作卡片分類機這件事叫做「給牛分類」。

我的研究結果顯示，設備的設計會影響其操作。有些類型的擠壓槽會比其他類型的擠壓槽容易傷到小公牛，有些品種的牛比其他品種的牛容易出事。我也做了時間與動作的研究，以確定處置牛最有效率的速度。如果工作人員操之過急，牛比較容易受傷，接種也無法妥當地施行。二十年前我就鑑定了給牛接種和執行其他程序所需的時間，這些數字至今仍然適用。總之，處置牛這件事你不可能做得又快又好。

就某方面來說，我對牛的理解能力要歸功於自閉症，畢竟，如果沒有親身使用擠壓槽，我可能就不會好奇它對牛有什麼樣的作用。我很幸運，因為對動物的理解以及視像思考，引領我進入一個我能勝任愉快的行業，在這個行業裡，我的發展不會因為自閉症特徵而受阻。然而，在全國各地不計其數的會議上，我卻發現聽眾當中有許多自閉症患者雖然擁有大學的高學歷，但沒有工作。學校這個體系成功培育了他們，但他們卻找不到工作。問題往往出在第一印象，面談的時候，我們直截了當的態度、怪異的說話方式、可笑的言行舉止，很難讓人產生好感。

二十年前，我不知道自己看起來有多古怪。有個好朋友說我老是弓著背、擰著雙手，且說話聲音太大、沒有抑揚頓挫。此外，我每到一個地方，都堅持走後門。慶幸的是，當我以特約方式慢慢拓展事業時，有足夠的金錢維生。有一次，在美國農業工程協會（American Society for Agricultural Engineers）的會議上，我看得出來有兩位工程師不太喜歡我，他們有意漠視我，不肯和我討論工程問題。他們覺得我很奇怪，直到我秀出為約翰韋恩的紅河養殖場所繪的浸泡槽設計圖。他們才說：「這是妳畫的？」

自閉症患者不妨選擇他們真正能夠發揮的領域去培養一技之長，例如電腦程式設計、繪圖、廣告藝術、卡通繪製、汽車機械、小引擎修護。在這些領域裡，他們真正需要學習的是如何推銷自己。如果面試他們的也是電腦程式設計師或繪圖師，而非人事部門，那他們受雇的機會大一些。同樣的，展示作品選集，亦有助於說服那些不放心把工作交給自閉症患者的雇主。我認識很多自閉症患者從事著各式各樣的工作，包括電梯修護、腳踏車修護、電腦程式設計、平面藝術、建築設計圖、實驗室病理學，並從中得到很大的滿足感。這些工作大部分都需要觀想力，而這種能力是許多自閉症患者具備的。比方說，他可以成為很好的機械技師，因為他能夠在腦子裡操作引擎，找出問題。過目不忘的自閉症患者則很適合從事圖書館的編目和書籍歸架的工作。此外，鋼琴調音師也很適合，因為自閉症患者經常擁有完美的音感。

我仍然記得，自己為了建立在畜牧業的威信所跨出的關鍵第一步。我知道在《亞利桑那農牧業》（*Arizona Farmer Ranchman*）發表一篇文章會讓我有一個很好的開始。因此，在參加一場馬術賽會時，我逕自走向這家雜誌的發行人，問他是否會對一篇有關擠壓槽設計的文章感興趣，他說會，於是我便在次週將一篇名為〈頭柵門之大論戰〉（The Great Headgate Controversy）的文章寄了過去。這篇文章討論了不同類型的擠壓槽之利弊。幾個星期後，我接到雜誌社打來的電話，說要在養殖場給我拍張照片，讓我簡直不敢置信。就是這種初生之犢不畏虎的精神，讓我得到了第一份工作。當時是一九七二年，此後，我便在攻讀碩士學位的同時，定期為雜誌撰寫文章。

發表文章讓我在一家很大的養殖場建設公司柯洛工業（Corral Industries）得到牛槽設計的工作。當時依舊活在視像象徵世界的我，需要一個具體的東西來代表自己在牛牧業的成就。於是我穿上綠色的工作制服，領子上別著牛形的飾針，宛如軍人的位階佩章。一開始，我是二等兵，別的是銅牛飾針，之後當我在這個行業得到肯定時，便別上銀牛或金牛飾針來獎勵自己。別人認為這件制服荒謬又可笑，我卻毫無覺察。

柯洛工業的建設部經理艾米爾·溫尼斯基很賞識我的天份，他幫助我改進了穿著和舉止。他要他的祕書帶我去採購較合宜的衣服，並教我如何讓自己看起來更整潔一點。現在我穿的是較得體的西式襯衫，但我還是在領子上別著兩只銀牛飾針，來獎勵自己得到更高的牛位階。

當時，我非常不滿艾米爾干涉我的穿著和整潔習慣，但今天的我知道，他幫了一個大忙。說起來難為情，但有一天，他將一罐除臭劑砰一聲放在我桌上，說我有腋臭。其實，自閉症患者需要有人輔導他們如何穿著和保持整潔。緊身或扎人的衣服會讓他們無法專心工作，許多化妝品也會產生過敏反應，因此每個人都得找到雅觀、舒適，但不會刺激過敏皮膚的衣服，以及不含香水的除臭劑和化妝品（我對香水嚴重過敏）。對有些患自閉症的男性來說，由於觸覺過度敏感，刮鬍子也是個問題，因為刮鬍刀感覺起來就像強力打磨機一樣。電動刮鬍刀通常比較容易忍受。

我在柯洛工業工作的那段時間，每星期都會去一趟史威福特肉類加工廠，在那兒我遇見了湯姆·羅爾，他是工廠的經理，後來也成為我工作上最重要的良師之一。湯姆幫我的第一個大忙，就是包容我的存在，如此而已。那時的我說話仍是滔滔不絕，但他容忍了，因為我能想出聰明的方法來解決問題，譬如使用塑膠牛奶軟管墊在柵欄邊緣，以防止瘀傷。漸漸地，主管諾伯．高斯考維茲和工頭們也開始關注我。好幾次諾伯告訴我，他給我建議是因為他把我當自己的女兒看待。

一年後，我幫柯洛工業跟史威福特工廠談攏了一樁承包生意，要為他們建造一座新的牛坡道。在這個建案施工當中我領悟到，技術上的正確並不一定能贏得別人的友誼。我不留情面批評工人的焊接太粗糙，激怒了工人。工廠的工程師哈利．溫克曼給了我很好的建議：「妳必須跟工人道歉，不然一個小小的問題會變成大災禍。」他要我到自助餐廳向工人道歉，讓我了解到，批評別人時應當採取較圓融的方式。

不料一年後，我在工廠遇到更多人際上的麻煩，我惹惱了史威福特的總經理，幸好湯姆挺身而出為我辯護。當時我天真地以為，每位員工都會把公司的利益擺在第一位。但我讓總經理覺得難堪，只因為我寫信告訴他另一家史威福特廠有個設備在安裝上出了差錯。他並不感激我指出工廠在他的營運下出了問題。這件事讓我了解到，維護公司的最大利益往往並非別人行事的主要動因。我永遠忘不了當事情愈演愈烈時，諾伯說的話：「無論如何，妳都要堅持下去。」

後來我辭去柯洛工業的工作，繼續為《亞利桑那農牧業》撰寫文章，並同時以特約方式開始我的設計業務。從事特約工作讓我免除了一般工作可能發生的許多人際問題，因為我可以進入辦公室，設計一樁工程案，然後離開，不會遇到什麼人際之間的問題。我仍然不太能辨識人際關係出現問題時的微細訊號，雖然，我遠在一英里之外就能知道一隻動物出事了。

當一位新的經理人接掌《亞利桑那農牧業》雜誌時，我沒有意識到他覺得我很古怪，且很可能會解雇我。一位同事告訴我，新的經理對我很反感。朋友蘇珊看到警訊，幫我把所有的文章彙集成冊。當經理知道我寫過多少好文章之後，反而幫我加了薪。這次的經驗告訴我，向客戶推銷業務時，一定要帶著作品集，讓他們透過圖和照片看到我做過的工程。我學會了如何避開人際之間的糾紛，與客戶洽談時，我只談技術性的問題，不去議論與我合作過的人的社交生活。

自閉症患者的雇主必須知道他們的不足。有自閉症的員工在工作上可以非常專注，雇主若能營造適宜的工作環境，往往能促使他們在工作上有很好的表現。但他必須防止自閉症員工陷入他們無法因應的社交情境中。有一位患有自閉症的男士，多年來在一家建築公司工作得很順利，卻在晉升到一個需要與客戶接觸的職位時遭到解雇。另一個人丟掉了他在實驗室的工作，因為他跟同事喝酒喝醉了。雇主需要讓其他員工了解自閉症，以免自閉症患者置身於不知如何自處的社交情境。

然而，像克拉克老師或湯姆．羅爾這樣的人畢竟是少數，而讓自閉症患者處處碰壁的人卻比比皆是。我記得那一次，當我開車進入史考茲戴爾（Scottsdale）養殖場，下車走到通往工作區的柵門時，一個叫羅恩的男子把手放在柵門上，說女孩子不准進入。時值一九七〇年代早期，沒有女性在養殖場工作。現在養殖場有許多女性員工，且很多養殖場還比較喜歡雇用女性來處置和閹割牛，因為她們比男人溫柔。但當時，我不確定哪個才是我更大的障礙：我的性別，還是我的自閉症？

光是企圖打進一個男性的世界，就已經夠困難的了。一開始在肉類加工廠設計設施時，我的車常遭人潑灑公牛的睪丸；巡視時，他們常帶我去看令人作嘔的場景。在亞利桑那州立大學乳牛場工作的那段期間，我得在男廁換衣服。有一家工廠，在我三次造訪中都帶我去看血坑。第三次穿越血坑時，我用力踩踏，濺得廠長一身是血。當他發現我懂得如何操作設備之後，才終於開始尊重我。現今人們所稱的性騷擾，跟當年我所經歷的相比，可真是小巫見大巫。

羅恩永遠不會知道，他擋住門不讓我進入工作區時，柵欄的那小小一扇無足輕重的木門，就瞬間轉化為我眾門神殿中的一扇特殊、具有象徵意義的門。現實中，任何牽涉到門被封鎖的事件，似乎都是上帝為我安排的偉大計畫中的一部分。我的視像象徵世界給了我向前邁進的力量，一扇封鎖的門意味著它需要被攻克。一如既往，我就像一頭公牛，充滿頑強的決心，什麼都阻擋不了我。

自閉、亞斯伯格人的就業問題（新版新增單元）

我非常關切高功能自閉或亞斯伯格人的就業問題。自我寫本書（編按：指舊版）以來，有越來越多資質很高的學生，被診斷出患有亞斯伯格症。我很擔心這些學生中，有人會因為這個標籤而在事業上受到阻礙。最令我擔憂的是，那些聰穎過人的學生，在學校得不到足夠的挑戰會感到無聊，而違規鬧事。有些學校會因為這些學生的亞斯伯格標籤，而不讓他們進入資優班或天才班。

求學對我來說是件苦不堪言又枯燥乏味的事，直到受高中教理科的克拉克老師的啟發，我才開始用功讀書。這些年來我注意到，事業成功的高功能自閉症患者在生命中都具備兩個要素：稟賦的啟蒙與稟賦的發展。事業不順遂的人通常沒有啟蒙師，也沒有機會開發他們的天賦。我因為具備這兩個要素，才得以走上牛設施的設計事業，發揮我的視像技能。

我注意到，許多未經診斷的亞斯伯格人在不同的領域中闖出自己的一番事業。有一位在工廠擔任工程師，操作著一家龐大、數百億美金的肉類加工廠。我還在另一家工廠遇見一位維修領班，顯然是個未經診斷的亞斯伯格人。幫我修理影印機的那位男士也有亞斯伯格症的特徵。幾位曾經訪問過我的新聞工作者亦在這個光譜上。大學教授當中也有亞斯伯格人。電腦工業裡有亞斯伯格症的人則比比皆是。這些都是快樂的亞斯伯格人，一位有亞斯伯格症的電腦程式設計師告訴我，他很快樂，因為他跟自己人在一起。

這些成功的人，許多都跟我是同一世代的，現在都四、五十歲了。何以這些人能找到並保住他們的工作？因為這些人生長在一九五〇或六〇年代，在那個年代，每個孩子都必須學習社交禮儀。我小的時候，在禮拜天的正式晚宴上，都必須規規矩矩從頭坐到尾，通常我也都能辦到。無禮是不允許的，我必須學習說「請」和「謝謝」。慣常的家庭活動提供我們很好的機會，去循序漸進地學習社交技能。乖乖坐在餐桌前吃飯以及玩紙牌和跳棋之類的棋盤遊戲等等活動，也培養了我輪流的觀念和耐性。

現在許多孩子缺少這樣的紀律，他們一個人玩電動遊戲、一個人打電腦。兒時我最喜歡的活動都需要同伴，我跟其他孩子一起下棋、騎腳踏車比賽、打壘球、造樹屋。我的玩伴對我做的風箏和降落傘很是著迷。現在，即便是正常的孩子，在成長的過程中經驗到的社交障礙，也比過去的孩子要多，進入職場後亦不知如何進退。自一九九〇年代開始，《華爾街日報》有越來越多文章，談論一般人該如何注意自己的言談舉止。文章的主題涵蓋了閒談、電子郵件的使用、辦公室派對上的行為。在一九七〇和八〇年代，這類文章非常罕見，然而現在幾乎每天都有一到三篇。一九九〇年代，以工程科系聞名的麻省理工學院首度開出一門社交技能的課。許多工程科系的學生都有輕微的亞斯伯格症，社交技能的訓練對這個光譜上的人極為重要。我並非建議要將「亞斯痞」訓練成長袖善舞的人。自閉和亞斯伯格人鮮少為了交際而交際，但他們需要懂得禮節，免得給別人邋遢不堪的印象或整個禮拜都穿著同一件髒襯衫。

一心多用的障礙與學習駕駛

一心多用對我來說依然非常困難。在一個忙碌的餐廳當出納員會讓我瘋掉，我得在找別人錢的同時跟他說話。人們常問我，如果無法同時應付多件事，何以我會開車？我會開車是因為操作一部車，掌方向盤和煞車，已經變成一種完全自動化的技能。研究顯示，當一個人剛開始學一項跟運動神經有關的技能時，他需要自覺的思考，但當他完全學會這項技能時，他的額葉皮質就不再活躍了，只有腦部掌管運動肌肉的部分會啟動。我是在亞利桑那的牧場上學會開車的，之後有整整一年，我沒有在高速公路或車多的路上開車，因此避開了得同時注意多件事的困擾，而當我終於開始在車流中開車時，我的額葉皮質已經可以將訊息處理機的全部容量用來注意交通。我建議，這個光譜上的人學開車時，先花一年的時間在容易開的路上練習，直到方向盤的掌控、煞車，以及汽車的其他操作變成自動自發的反應為止。

讓作品集為你代言

開始從事特約設計工作時，一般人都覺得我是個怪咖，因此，我必須將他們的焦點從我的性格轉移到我的工作能力上。我為《亞利桑那農牧業》所寫的文章，因為資料準確，贏得了他們的尊敬，我的設計圖以及完工的牛隻處置設施的照片也令他們刮目相看。

這個光譜上的人常常都是靠走後門，將他們的作品集拿給對的人看才成功的。這往往意味著他得避開直接透過面試找工作的傳統方式，或是一般的大學入學申請程序。有一個學生略過嚴格的紐約州檢測規定，將她的創作集直接寄給一位英文系教授。教授見她文章寫得如此之好，特許她免試入學。我將照片和繪圖作品集寄給工廠工程師，才成功地推銷了許多設計案。我在商業雜誌上讀到他們的工廠正在進行擴建，便主動跟他們聯絡。

作品集必須處理得很專業、很有條理。光譜上的人可能需要有人幫助他挑選最好的作品放在作品集裡。我寫的一本有關職涯的書《稟賦的開發》（*Developing Talents*），可以提供更多這方面的資訊。

走後門

在電腦這個領域裡，亞斯伯格症患者或有亞斯伯格特徵的人隨處可見。其中很多是隨著父母的腳步進入這個領域的，在他們八歲的時候，父母就已經教他們如何設計電腦程式。另外也有人是從基層做起，然後靠自己的能力晉升到較高的職位，這也是許多在建造業或在工廠任職的亞斯伯格人得到好工作的方式。開始的時候他們是勞工，後來就玩起電腦了。《華爾街日報》有許多文章談到創業有成的人，這些人因為開創高度專業化的事業，而找到自己的定位。父母和老師需要很有想像力地為亞斯伯格症患者覓得啟蒙師和工作。良師益友，很可能只是住在你家隔壁的一位退休電子專家。一個人的天賦應該發展為能夠應用在事業上的技能。這個光譜上的人得了解，高標是成功的要件，但完美是不可能達到的目標。我記得自己在創業的初期，曾因為無法讓一位客戶完全滿意我的作品，差點兒放棄畜牧設備的設計工作。我的朋友吉姆．巫爾，一位建築承包商，讓我明白，要讓每個人滿意是不可能的。告訴光譜上的人，考試答對百分之九十到九十五就是優異、甲級的表現，所以在工作上，你的表現必須達到百分之九十到九十五的標準。運用柱狀圖或餅圖來表達百分比的概念，或許會比較容易了解。這些人得知道，有些工作做到百分之九十到九十五是行得通的，但有些工作，例如電腦程式設計，錯誤的比率必須再降低一點。無論如何，十全十美就像物理學的絕對零：不可能達到。

高中和大學學生一定要取得一些工作經驗，並學習諸如守時等基本功。他們必須學習服從上司的指示，並注意禮貌。十幾歲時我在一位女裁縫師那兒的工作經驗，讓我學到了一些工作技能；大學的時候，我利用暑假在一所自閉兒的學校以及研究實驗室擔任志工。最好的工作經驗是那些能夠讓你發揮所長的。在一個與你未來的事業相關的領域擔任志工，比一份有薪資但與未來的事業無關的工作，或許更能為你長大成人後的人生奠定良好的基礎。

其他學習管道

光譜上高功能的青少年經常在高中遭到霸凌。我被一所很大的女子高中勒令退學，因為我朝一個揶揄我的女孩擲了一本書。高中是我有生以來最痛苦的一段歲月。離家進入一所專門的寄宿學校，則是我所遇到最棒的一件事，在那兒我得以發展我的興趣，如騎馬、建穀倉屋頂、電子實驗室。遺憾的是，有些高中不再開設藝術、汽車機械、木工、製圖或焊接方面的課。有的學生必須脫離充滿人際荊棘的高中歷程，才能進入一所大學、社區學院或技術學校。線上修課是另一項選擇。現在，有一些專為亞斯伯格人開設的高中課程，來幫助他們發展自己的強項。一位自閉兒的母親法拉蕊·帕若迪茲（Valerie Paradiz）是這類課程的開山鼻祖之一，她所創的學校就是紐約的亞斯痞學校（Aspie School）。我非常喜歡他們的標語：「讓學生重新學習」。他們的課程強調實際操作的學習，包括電影製作和平面藝術等領域。

讓孩子接觸有趣的事物

學校應該讓學生接觸到科學、工業、和其他領域裡各種有趣的事物，好讓他們知道生活中除了打電動，還有其他的事可做。如果孩子有許多機會去運用他們的特殊才能，他們的天賦就能得到發展和培養。科學家提供了一些非常好的程式軟體，可將有機化學分子視像化。麻省理工學院的約翰·貝爾徹（John Belcher）也研發出一套電腦程式，可將數學程式轉換為美麗的抽象圖案。讓學生迷上這些東西，可以驅使他們投入化學和物理方面的事業。其他引人入勝的領域，還包括分布式計算專案（distributed computing projects）、統計程式軟體、電腦繪圖。《科學》雜誌有一個專區，叫做「網路觀測站」（Net Watch），介紹有趣的科學網站，並提供連結。要找最好的網站，可閱讀期刊或上www.sciencemag.org / netwatch。在大型的書店可以找到所有關於電腦程式設計的書籍，可用來教育和激勵學生。市面上的模擬軟體，如模擬城市（Sim City）

和孢子（Spore）也可激發孩子對科學、生物學或設計的興趣。孩子在玩這些電動遊戲時，必須運用他們的智力。父母應將跟孩子有關的職業或事業的商業期刊和出版物，置放在學校的圖書館裡，以便學生閱讀。每種企業，從建築業到銀行業，都有自己的期刊。《華爾街日報》是另一項很好的資源。舊的醫學和科學期刊、電腦工業雜誌，以及有關一般興趣的出版物，如《國家地理雜誌》（*National Geographic*）和《史密斯桑尼恩》（*Smithsonian*）雜誌，也可以捐給圖書館。家長也可以將他們的職業組織網站以及與他們事業相關的一些有趣的網站介紹給老師知道。他們可以給一個演講，用簡報圖形軟體（PowerPoint）展示許多工作上的照片，來激發學生的興趣。實地參訪有趣的地方，如工地、電視台、控制室、工廠、動物園、農牧場、劇場後台、平面設計工作室或建築電腦輔助繪圖部門，也可對學生產生激勵作用。

小時候，我經常喜歡待在戶外觀察螞蟻、探索樹林，可惜現在的孩子沒有這類的經驗。我喜歡在海邊撿貝殼、尋找各種奇怪的石頭，我家工具棚的架上有我收集的許多石頭。另一個有趣的活動，是跟其他孩子一起玩的溪流枝條比賽。我們在橋上將枝條丟到溪裡，然後跑到對岸，看誰的枝條漂得最快。理查·洛夫（Richard Louv）在《碩果僅存的森林小孩》（*Last Child in the Woods*）這本書中，對如何讓孩子接近大自然，提出許多實用的建議。一片樹林或一塊荒煙蔓草的空地，可以用來引起孩子對生物學、昆蟲、資源保育、生態和許多其他領域的事業產生興趣。外面有一個很大的世界，充滿著有趣的事物，我們需要給孩子機會去接觸它們。

為自閉／亞斯伯格族群平反

許多高功能的自閉症或亞斯伯格症患者都覺得，他們是多樣化人類當中一個正常的族群。一個高功能的自閉症患者洛伊，曾在《新科學人》（*New Scientist*）雜誌中被引述：「當人們談到治癒或治療自閉症時，我會有被刺傷的感覺，因為那似乎意味著，社會不需要我。」由自閉／亞斯伯格光譜上的人所經營的利益團體不勝枚舉，其中許多人對於鏟除自閉症的企圖感到懊惱。一點點的自閉特徵可以是一種優勢，雖然太多會讓一個人失能、無法獨立生活。這也是自閉症弔詭的地方，輕度的自閉和亞斯伯格人不過是多樣化人類中的一個族群，但重度自閉症會變成很大的障礙。古怪的天才科學家和亞斯伯格症患者之間，並沒有一個明顯的分界。

在理想的世界裡，科學家應該尋找一種方法來預防重度自閉症的發生，但容許輕度自閉症的存在。畢竟，第一個石矛並不是長袖善舞的人發明的。它很可能是一個亞斯痞發明的，當別人都圍著營火忙著交際的時候，他卻在一旁鑿石。若非自閉症的特性，我們可能至今還住在洞穴裡。

第六章 生化藥劑的信徒

藥物治療與新療法

十四歲進入青春期之後，我的恐慌症隨之而來。我開始時時刻刻活在一種緊張的狀態，就像你在第一次工作面試或公開演講前那種怯場的感覺，不同的是，焦慮會沒來由地突襲我。許多自閉症患者都覺得這些症狀在青春期加劇了。焦慮平息後，相繼而來的是接連不斷的結腸炎或劇烈的頭痛。我的神經系統一直處在緊張的狀態，就像一隻受驚嚇的動物，任何一點小事都會引發恐懼反應。

接下來二十年，我試圖從心理方面去理解自己的恐慌症。現在我才知道神經系統會處在過度警戒的狀態，是因為自閉症。任何微不足道的紛擾都會引起強烈反應。宛如神經緊張的牛或馬，因突如其來的擾動而受到驚嚇，瞬間進入對抗掠食者的狀態。我的焦慮症隨著年齡加劇，即便是輕微的壓力都會引發結腸炎或恐慌。三十歲時，這些症狀幾乎要了我的命，也造成嚴重、與壓力有關的健康問題。研究已確立躁鬱症會惡化，同樣的，我的症狀也越來越嚴重，這在自閉症患者當中是很普遍的現象。

年輕時，焦慮雖然激化了我的固著性偏好，但也成為一種驅動力。若非受到我亢奮的神經系統的驅使，我大概永遠也不會開創自己的事業或對動物福利產生興趣。不知何時我覺悟到，要對抗我的神經，只有兩條路可走，若不能奮力一搏，就只能退縮，成為一個足不出戶、不敢去購物中心的懼曠症患者。高中和大學的時候，我把恐慌症的發作當成一種預兆，預告我該伸手打開下一扇門，邁向人生的下一個階段了。我以為只要面對我的恐懼，恐慌症就會消失。輕微的焦慮會驅使我不停地寫日記，但嚴重的會使我完全失去動力，讓我不想出門，因為害怕會在公共場所發作。

到了二十七、八歲時，這些嚴重的發作越來越頻繁，噴射引擎即將爆炸，把我炸得粉碎，而不再能驅動我。因為迫切地想從心理層面去理解自己惡化的恐慌症，我的視像思考幾乎進入超速行駛的狀態，我甚至開始將不同的焦慮症狀加以分類，賦予特殊的意義。我覺得，擴散性的焦慮比焦慮引發的結腸炎更容易使我退縮，因為當我患結腸炎的時候並不會感到緊張和恐懼。如果我的結腸炎接連發作了幾個月，我就會開始嘗試新事物，不再害怕它。我亢奮的神經系統似乎會以不同的方式呈現，最嚴重的焦慮會讓我足不出戶，然而結腸炎的發作卻使我大膽無懼，這時的我會走出去，照著心中的視像象徵地圖，去征服世界。

越緊張，我就越固著，直到焦慮的噴射引擎開始將我撕裂。視像象徵不管用了，於是我開始轉向醫學。我看遍鎮上每個醫生，但他們對伴隨著我的焦慮而來的頭痛，找不出什麼生理上的原因。我甚至去做了腦部斷層掃瞄，但同樣沒有解答。我不再對醫學寄予希望，只能面對每一天，設法度過它。那時我的事業發展得相當順利，還剛當選為美國農業顧問協會（American Society of Agricultural Consultants）第一位女董事，但我幾乎無法正常運作。還記得那恐怖的一天，我回到家，冒著汗，整個人陷入莫名的恐慌。坐在沙發上，心臟劇烈地跳動著，我想：「什麼時候我的神經才能放鬆下來？」後來有人建議我，每天下午試著安靜一段時間。所以我每天下午四點到五點，都會看一個小時的電視影集「星艦奇航記」，這個習慣確實有助於安撫焦慮。

三十四歲時，我需要動一次手術，切除眼皮上的一個皮膚癌腫瘤。手術引起的發炎觸發了我有生以來最可怕、最猛爆性的發作。我經常心驚膽戰地在半夜醒來。我的固著突然從牛和追尋生命的意義，轉為對眼盲的恐懼。之後的一個禮拜，我每晚都夢到自己什麼都看不見了，然後在凌晨三點驚醒過來。頭痛、結腸炎和純粹、熟悉的焦慮，此時都被排山倒海的恐懼取代，我害怕眼睛看不見。對一個視像思考的人來說，盲目是比死亡還可怕的命運。我知道需要採取激烈的手段，以免神經徹底崩潰。就在這個時候，我轉而求助生化藥物，來解決成年以來一直伴隨著我的焦慮症。

發現生化藥劑

動眼睛手術的六個月前，我曾在《今日心理學》（*Psychology Today*）的一九八一年二月號刊上讀到一篇文章，標題是〈生物精神醫學的前景〉（The Promise of Biological Psychiatry），描述抗鬱劑在控制焦慮症上的使用。應用卡拉克老師教給我的圖書館搜尋技巧，我找到哈佛醫學院的大衛．席漢醫生（David Sheehan）和同儕所寫的一篇重要的期刊論文：〈包含恐懼、歇斯底里、臆想等症狀的內因性焦慮症的治療〉（Treatment of Endogenous Anxiety with Phobic, Hysterical and Hypochondriacal Symptoms），發表在《一般精神醫學彙刊》（*Archives of General Psychiatry*）的一九八〇年一月號刊中。這篇論文描述了使用imipramine（商標名：妥富腦）和phenelzine（商標名：Nardil）來控制焦慮的研究。當我讀到文中所列的症狀，我知道自己找到了夢寐以求的解藥。席漢醫生的病患百分之九十都有「恐懼或恐慌發作」的症狀，他們會「倏然無端地感到害怕」，或有「緊張或膽顫心驚」的感覺。百分之七十的病患有心悸或喉球症的問題。長長的表單裡列出了二十七個症狀，許多都是我有的。

雖然，我臆測文中描述的藥物治療或許可以解決我的問題，但卻遲遲沒有行動。

我對生化藥劑沒什麼好感，但手術後的發作終於讓我屈服。我又從檔案抽出這篇文章，讀了好幾遍。研究裡的病患和我一樣，服用煩寧（Valium）和利眠寧（Librium）等鎮定劑都無濟於事。我在文中的症狀表裡標示出自己的症狀，說服醫生開給我每日五十毫克劑量的妥富腦。服用後的效果既快又神奇，不消兩天，症狀就緩解了。

我有著強烈的求生本能；否則不可能存活下來。求生的本能，加上對科學的興趣，讓我覓得抗鬱劑和擠壓機這些療法。專業教育對我也有幫助，為了取得心理學和動物科學的學位，我修了許多獸醫和生理學的課，所以閱讀複雜的醫學文獻就像讀小說一樣輕鬆。而在圖書館搜尋資料上的訓練，也讓我知道圖書館是尋找答案的地方。

我的身體不再處於亢奮的狀態。服藥以前，我的身體時時處於警戒的狀態，彷彿隨時準備逃離並不存在的掠食者。許多有憂鬱和焦慮症的非自閉症患者，也有這樣的神經系統，使得身體隨時處於準備脫逃的狀態。大多數人在日常生活中遇到的那些無關緊要的小壓力，都能讓我的焦慮症發作。研究顯示妥富腦等抗鬱劑之所以有效，是因為它們會產生壓力適應作用。服用妥富腦三年後，我改用了desipramie（諾波明），它與妥富腦有著類似的化學成份，但效果稍微好一點，副作用也少一點。

使用這些藥劑使得我對自己有了全然不同的認識。我不再寫日記，而且發現自己的事業開始蒸蒸日上，因為我不再被一顆狂亂的心驅趕著。我不再創造繁複的視像象徵世界，因為我已不需用它來詮釋那不斷發作的焦慮症。重讀日記時，我會想念那股激情，但我永遠也不想回到那段日子。服藥前，焦慮激化了我的固著性偏好，有趣的是，那時的固著性偏好已然留下刻骨銘心的印記，每想起服藥之前完成的設計案，我內心湧現的情感仍比之後的設計案來得強烈。服用妥富腦三個月後，焦慮症又復發了，但不若之前嚴重。我發現我的神經發作是有週期的，所以雖然很想增加妥富腦的劑量，但還是克制了這股衝動。過去的經驗也告訴我，這些症狀終究是會消退的，且它們通常在春秋兩季比較嚴重。第一次的復發，是在某家肉類加品廠啟用新設備時出現的，壓力是復發的導火線。但我挺了過來，症狀也終於消失了。復發時用藥還能維持相同的劑量，是需要強大的意志力的。這麼多年來，五十毫克的劑量一直都能發揮作用。我已經服用了十三年的抗鬱劑，現在的我是生化藥劑的忠實信徒。

採用藥物治療，就好像是調整一具舊式汽車引擎上已經鈍化的調整螺栓一樣，在服用妥富腦以前，我的「引擎」時時都在疾駛當中，每分鐘執行太多次的旋轉，以致幾近崩解。現在我的神經系統每小時只跑五十五英里，而不是過去的兩百英里。我的神經系統仍有週期性的變化，但它的速度似乎都維持在每小時五十五到九十英里之間，而不是一百五到兩百之間。服藥以前，使用擠壓機和劇烈的運動可以讓我鎮定下來，但年長後，我的神經系統就沒那麼容易調控了。到了最後，用擠壓機來鎮定神經，猶如吐口水來熄滅高爐一般，完全起不了作用。就在那時，藥物解救了我。

回想服藥前的神經發作，我發覺通常有幾個月的時間，我會處於低焦慮的狀態，然後突然間，恐慌症發作了，週期切換器跳到另一端，這時我的神經就會從可忍受的每小時七十五英里的速度飆到可怕的兩百英里，需要數個月的時間，才能回復到七十五英里。如同按下強力鼓風機的速度切換器一般，我的神經系統可瞬間從涼爽的微風跳換到怒吼的颶風。不過現在，它一直都能維持在涼爽的微風狀態。

不僅自閉症患者有恐慌和焦慮症，正常的人也有。半數高功能的自閉成人都有嚴重的焦慮和恐慌症。有自閉症的數學家林賽．柏金斯（Lindsey Perkins）陳述，當他試著跟人溝通時會說不出話來，並感到恐慌。哥倫比亞大學的傑克．高曼醫生（Jack Gorman）和同儕描述了一種叫做點燃（kindling）的過程，或許可以說明為什麼焦慮會在瞬間激升。在點燃的過程中，腦部的情緒中樞邊緣系統內的神經元因不斷受到刺激，而變得益發敏感。就好比點燃壁爐裡粗大的原木下引火用的乾柴，燃起的星星之火通常無法一下子引燃原木，但突然間，原木就著火了。當神經系統被點燃時，我便陷入一觸即發的狀態，任何一點小小的壓力都會導致巨大的恐懼反應。

雖然症狀在我開始服藥以後立即緩解，然而行為的改變卻是緩慢的。有些明顯的改善，大家很快就注意到了，但多年下來也有些比較不易覺察的改變。比方說，許多長期聽我演講的人注意到，我的演講越來越流暢、越來越嫻熟。一位從我開始服藥後七年不見的老朋友告訴我，現在我走路時背挺直了，不再駝背，也不像過去那樣，走起路來一跛一跛的，像完全變了一個人。我知道過去有時候自己會駝背，但我從來不知道以前我講話時聽起來老是氣喘吁吁的，或不時做出吞嚥的動作。現在的我也比較能正視別人的眼睛，目光不再閃躲。人們說現在跟我說話時，感覺比較親切了。

一九九二年夏天，我因為一個巨大的子宮肌瘤，接受了子宮切除術，這讓我又一次驚覺到生化藥劑的作用。切除一個卵巢降低了我體內雌激素的分泌。沒有足夠的雌激素，我變得易怒，關節也開始疼痛。我驚恐地發現擠壓機的撫慰作用不見了，它對我起不了任何作用了。我的同理心與善意也消失了，這時的我就好像一部出了毛病的電腦。我開始服用低劑量的雌激素補充劑，效果很好，但一年後，焦慮和結腸炎又復發了，強度跟很久以前沒有服抗鬱劑時一樣，而我已經有十年多沒犯結腸炎了。恐慌回到以前高度警戒的狀態，半夜的狗吠聲都會讓我心跳加速。

回想起服用妥富腦以前的日子，我發現自己的雌激素指數掉到最低的時候，也就是月經來的時候，我幾乎從未感到緊張過，我這才知道服用的雌激素劑量太高了。於是我停用，焦慮症也跟著消退了。現在我會微調雌激素用量，就像糖尿病患者調整胰島素的劑量一樣。我服用的劑量，足以讓我感受到柔軟的同理心，但不會過多導致神經系統過於敏感、引發焦慮症。我想恐慌症之所以始於青春期，就是因為雌激素讓神經系統變敏感了。同時我推測那無法解釋的神經週期，部分也可能是雌激素的自然波動引起的。或許在某幾個月，卵巢會釋出較多的雌激素，僅僅這一點就足以引起恐慌症的爆發。現在，我很小心地調控雌激素攝取量，也就沒有神經週期了。我需要的雌激素用量有時要視情況而定，因為我還有一個可以發揮部分功能的卵巢。

巧妙地運用生化藥劑並沒有讓我脫胎換骨，但想到像我這樣的人，竟然能像調控汽車一樣調控自己的情緒，我仍會感到有些不安。不過，我非常慶幸有這麼一個方法可以解決問題，也很慶幸能在反應過度的神經系統毀掉我之前，透過藥物找到一個較好的生活方式。我的問題大部分並非期末考或遭到解雇等外在壓力所造成。跟某些人一樣，我生下來就有一個時時處於恐懼和焦慮的神經系統。大多數的人只有經歷過重大的心靈創傷，例如兒時受虐、墜機、戰亂，才會陷入這樣的狀態。我曾經以為，老是感到緊張是正常的，後來才發現原來大部分的人並非如此。

自閉症的藥物治療

今日的確有許多新藥可以幫助自閉症患者，這些藥物對於抑制青春期後產生的問題特別有效。遺憾的是，許多醫療專家並不知如何得宜地開立這些處方。在自閉症的會議上，我聽過太多藥物治療的恐怖故事，例如有癲癇症的自閉症患者因為服了不對的藥，而引起癲癇症的惡性爆發，或是醫生開給自閉症患者足以殺死一匹馬的抗精神病藥，結果讓他們變得沒精打采。自閉症患者的父母也告訴過我這些藥有嚴重的副作用；有個成人因為服用過量的抗鬱劑，瘋狂地砸毀了一個房間，另一個因為服用的處方攙了六種高劑量的藥，導致整日昏睡。

教導自閉症患者如何正確地使用藥物，是自閉症課程應該納入的部分，但它並不能取代適切的教育或社交技能的訓練。藥物可以降低焦慮，但它無法像一個優秀的老師那樣地激勵學生。有些自閉症患者似乎服了太多強效藥，以致像穿上化學藥劑的約束衣一樣。合理的劑量即能發揮作用，這才稱得上是有效的藥，而且要有立竿見影的效果才好。藥的效果如果微不足道，或許就不值得繼續服用。同理，藥如果有效，就該繼續服用，無效，就該停用。既然自閉症有各種不同的症狀，對一個人有效的藥，對另一個人可能毫無用處。

研究顯示 clomipramine（安納福寧）和 fluoxetine（百憂解）這些新的抗鬱劑對自閉症患者往往很有幫助。比起我所服的藥，這些新藥通常是更好的首選，因為它們有更多的效益，不僅能緩解強迫症，也能緩和經常令自閉症患者感到苦惱的雜亂思緒。安納福寧的化學成份和諾波明、妥富腦很類似，它還可以增加腦部一種鎮定神經系統的物質：血清素。但腦電圖異常的人使用安納福寧、妥富腦、諾波明必須格外謹慎，因為它們會使腦部過於敏感，進而導致癲癇症發作。其他的抗鬱劑，如百憂解，對有癲癇症的患者而言很安全。所有自閉症患者在使用任何處方藥之前，務必先諮詢對自閉症的用藥非常了解的醫師。

波士頓自閉症專家保羅．哈帝醫生（Paul Hardy），以及哈佛醫學院的約翰．拉提醫生，皆表示自閉症患者所需的抗鬱劑劑量通常比非自閉症患者來得低。對自閉症有效的劑量，往往比治療憂鬱症的劑量低許多，而《美國藥典》（*Physicians' Desk Reference*）所建議的用量，對許多自閉症患者而言都太高了，有的只需一般劑量的四分之一到三分之一，雖然有些人需要全劑量。過量會導致煩躁、失眠、攻擊行為、興奮。最好先從很低的劑量開始，然後慢慢增加，直到找到有效的劑量，但盡可能維持在有效的最低劑量。超過那個限度，後果可能不堪設想，如極端的攻擊行為、癲癇發作，在少數案例裡，甚至還可能引發躁症。若是增加劑量後，出現攻擊行為、失眠或煩躁不安等副作用，務必要立即降低劑量。過量的第一個徵兆通常是失眠。

所有的抗鬱劑可能都有正面和負面的效果，因為它們作用的是腦部兩條不同的生化路徑，一條是刺激一個人走出憂鬱，另一條則是抑制焦慮。找到正確的劑量需要巧妙地權衡得失，只不過，許多自閉症患者不太能傳達他們感受到的微細反應。

美國自閉症協會近期的一次大會上，有四位服用百憂解的人告訴我藥效很好。百憂解遭受到許多不公正的負面評價；其實它大部分的問題都在於劑量過高了。如果一個人服藥後覺得好像喝了二十杯咖啡，那就表示用量太大了。立即降低劑量便能阻止嚴重的問題發生。一位能言善道、口齒清晰的自閉症患者凱西·李斯那葛蘭特說，百憂解顯著改善了她的生活，終止了紛亂的妄念，但其他的抗鬱劑卻不行。每天早上服用二十毫克就可達到這樣的效果。兩個青春期、患有自閉症的男孩每次服用四十毫克的百憂解，也獲得很好的效果。在某些案例裡，極低的劑量也能發揮作用，一位二十六歲、男性低功能自閉症患者每星期僅服用兩次二十毫克的膠囊，就開始能與人有較多互動。因為百憂解代謝得慢，每兩天服用一粒二十毫克的膠囊或許就夠了；哈帝醫生表示，這個劑量的處方對他的許多病患都很有用。其他藥劑，如妥富腦和安納福寧，得每天服用，因為它們很快會被排出體外。據自閉症患者和他們的醫生所述，諸如paroxetine（Paxil）、fluvoxamine（無鬱寧）、sertraline（樂復得）的新藥也很有效。

我連續服用諾波明已超過十年了，沒有一天斷過。我曾讀到，有些躁鬱症患者停用鋰鹽一段時間後再恢復用藥時，就失去藥效了，這使得我不敢停藥。但不是所有的人都有這種狀況。根據德州大學醫學院的亞蘭·史萬醫生（Alan C. Swann）的說法，目前沒有辦法預測哪些人會對藥失去反應。我在各地巡迴時，見過兩個這樣的案例，患者停止服用安納福寧和妥富腦後，再恢復用藥時，藥效就消失了。第一個案例是位患有自閉症的女性，她順利地自大學畢業，但無休無止的強迫症讓她的生活一團糟。而安納福寧改變了這一切，後來她的醫生讓她停藥，而當她的症狀再度出現時，藥就再也起不了作用了。另一個案例是位腦幹受傷，因而對聲、光、碰觸變得超敏感的女性。妥富腦顯著降低了她的敏感度，但停藥後，藥也不再有效了。不過，只有某些藥，例如三環抗鬱劑，且只有在特定的情況下，才有這個問題。至於許多其他的藥，停用後再開始服用並不會折損它的效果。

自閉症的用藥仍有許多不明之處。像我這樣使用抗鬱劑十多年，劑量維持不變，但依舊維持很好的效果的例子並不多。自閉兒的家長指出，孩子經過數月的藥物治療，原本效果很好，後來因為焦慮症和行為問題再度出現，而提高劑量，卻產生許多嚴重的副作用。其實，有些復發自會消退，不需提高劑量。

如果當初我沒能用科學的方法去解決問題，就永遠不會發掘讓我重生的藥劑。關於自閉症的藥物治療，有許多錯誤的資訊，原因是自閉症的差異性很大。比方說，一個自閉症患者如果腦電圖異常，服用那些抗鬱劑也許會有危險，因為它們可能會導致癲癇發作。對這些人而言，其他的藥，包括 buspirone（必治妥）、cloaidine（降保適錠）或β阻斷劑，如恩特來（propranolol hydrochloride），會有不錯的效果。

必治妥是一種鎮定劑，而β阻斷劑和氯壓定是控制血壓的藥。根據拉堤醫生的說法，β阻斷劑可以顯著降低攻擊行為。科羅拉多州一位女性高功能自閉症患者荻・蘭德里告訴我，β阻斷劑減輕了她的焦慮和感覺超載的問題，這類的藥她已經服用了多年，效果很好。我也遇過兩個失語的自閉症青少年，因為使用β阻斷劑，而逃過被關在精神病房的命運。青春期的時候，這兩個男孩出現攻擊行為，把家裡的牆打得坑坑洞洞的，是β阻斷劑讓他們能夠繼續住在家裡。拉堤醫生告訴我，他讓病患服用必治妥，效果很好。使用必治妥時，應當遵守低劑量的原則。而使用β阻斷劑時，醫生開的通常是控制血壓的劑量，為防止血壓降得太低，增加劑量時必須非常緩慢地進行。使用者應該每天追蹤血壓，確定它在安全值之上。

另一種對降低感覺敏感度很有用的血壓藥是氯壓定。根據科學研究和自閉症患者的陳述，它可以改善孩子及成人的行為和人際互動。伯納・李姆蘭醫生（Bernard Rimland）為國際自閉症研究（Autism Research International）所做的一項家長調查顯示，在整體性的行為改善上獲得最高評等的藥就是氯壓定。在一百一十八個案例中，百分之五十一表示它有很好的效果。如果使用的是氯壓定貼片，最好不要把它切半使用。有一位母親說，她的孩子因為一個切半的貼片濕了，而出現危險的藥劑過量反應。

拉堤醫生認為，diazepam（煩寧）和alprazolam（贊安諾）這類的鎮定劑最好不要使用，其他的藥比較適合長期使用。methyl phenidate（利他能）會使大部分自閉症患者的病症嚴重惡化，但在少數已知的例子裡，它是有助益的。荻．蘭德里告訴我，利他能穩定了她的感覺。自然物質褪黑激素或許能幫助有些自閉兒和成人在夜晚入睡。李姆蘭醫生一九九四年的家長調查也顯示，在九十七個自閉症案例中，有百分之五十八的人認為鈣的補充劑對他們有幫助。

每個案例都不一樣，根據父母、專業人士和自閉症患者所述，有些自閉症患者需要藥物來控制焦慮、恐慌和強迫性行為，但有些症狀輕微的，可以藉運動和其他非藥物的治療來控制。所有的藥都有一些危險性，決定使用一種藥劑時，需要權衡它的利害。

類癲癇病症

類癲癇病症可能會引發一些自閉症的症狀。腦電圖很難偵測到的小發作可能會導致感覺混雜、自殘以及攻擊行為。促使腦部電性活動正常化的物質，有時能減輕自閉症症狀，並增進孩子理解話語的能力。

在某些案例中，突然爆發的憤怒其實是額葉癲癇。如果一個人不知怎地突然大發脾氣或攻擊他人，很可能就是這個病症，這時抗癲癇藥或許有幫助。即便腦電圖檢測結果正常，也可能會出現額葉癲癇，因為檢測顯示不出來，除非它在診療室發作。

據李姆蘭醫生的觀察，患有這種病症的人，有的服用維他命B_6和鎂，或二甲基亞硝胺（DMG），效果不錯。法國的研究顯示這些補充劑能夠改善行為，並能使住院的自閉症患者的腦部電性活動正常化。它們對於會突然發怒或一會兒笑、一會兒哭的這些類癲癇病症的患者似乎特別有效，對於那些原本語言發展正常，後來又失去說話及理解話語能力的幼童，也有幫助。

對於嚴重失能及失語的孩子，若在年幼時服用抗癲癇藥，或許能改善孩子的說話能力，因為它能減輕聽覺處理障礙，這些障礙也就是孩子幾乎無法理解言語的原因。癲癇症的新藥是前景非常看好的研究領域，有一種新的癲癇藥，叫felbamate（Felbatol），最近通過食品藥物管理局的核准。它幫助兩個能力嚴重缺損的幼童，一個沒有能力理解言語，另一個十分具有攻擊性、衝動，是個無法控制的女孩。Felbatol讓第一個孩子恢復了言語能力，並顯著改善了第二個孩子的行為。不過，使用這個藥，必須十分謹慎，因為它可能導致再生不良性貧血，可能需要經常驗血，以避免發生可能致命的併發症。

瑞典一位著名的研究者克里斯多福·吉爾伯（Christopher Gilberg）曾報導，一種叫ethosuximide（Zarontin）的癲癇藥解除了一個重度自閉兒的症狀，並恢復了他的說話能力。芝加哥梅西醫院的安德魯斯·普里奧普里斯醫生（Andrius Plioplys）發現三個三歲到五歲的孩子服用抗癲癇藥 valproic acid（帝拔癲）之後，自閉症的症狀減輕了。他們的癲癇沒有再發作，但他們的腦電圖卻出現異常現象。這些治療很可能對幼童的效果最好，除了改善孩子的聽覺處理能力，致使他能正確地理解言語之外，這些藥還可能改善他的說話能力，如果他在很小的時候就開始服用，因為那時的腦在學習語言方面的接收力最強。

要知道抗癲癇藥對哪些類型的自閉症最有效，尚需深入的研究。根據我的研判，那些原本看起來發展正常，但到十八個月至二十四個月大時卻失去說話與社交能力的自閉兒，服用抗癲癇藥可能最有效。這種孩子比其他自閉兒容易出現癲癇症狀，以及神經檢測很容易偵測到的異常現象。神經檢測經常顯示這樣的孩子，相較於說話十分正常的自閉兒，有明顯的中樞神經系統缺損現象。不過，有些神經檢測結果正常的孩子，服用抗癲癇藥可能也有助益，因為這些檢測不夠敏銳，或許無法偵測出他們的異常。我屬於一開始不會說話的自閉症類型。遺憾的是，目前的診斷系統把所有自閉症的型態都囊括為一類，從藥物治療的觀點來看，這好比把蘋果和柳橙混為一談。

如果是三歲以後失去語言能力，這種病症通常不叫自閉症，而叫後天失語崩解症抑或癲癇性後天失語症候群。有個患癲癇性後天失語症的男孩告訴他母親，他的耳朵有問題，且他的腦袋也有些不正常。他聽不見話語，因為耳朵裡有嗡嗡叫的聲音。孩子若具備所有癲癇性後天失語症的症狀，常常會出現自閉症的行為，即便沒有完全喪失言語能力，也有嚴重的言語障礙，頂多只能說幾個名詞和動詞，而且語調單一。

以色列品契斯．樂曼醫生（Pinchas Lerman）發現，使用皮質類固醇治療有時也能改善語言能力。他用的是強體松，但它有嚴重的副作用，只有自閉行為嚴重，且服藥後產生顯著正面效果的孩子可以使用。樂曼醫生認為在症狀開始出現的時候就使用這種藥，效果會比較好。腦部被癲癇活動轟炸得越久，孩子的言語能力就越不容易恢復。這方面還需要進一步的研究，既然語言的喪失可能源自神經系統的發育不全，類固醇的藥或許不該長期服用。

自虐行為的治療

有少數自閉症患者會出現自殘行為，打自己的頭或啃咬自己。不少研究檢驗過藥物 naltrexone（Trexan）在抑止這樣的自虐行為上的療效。這個藥一般是用來治療海洛英過量的，它是透過阻斷腦內啡的作用而產生療效的。好幾個不同的研究顯示，它可以很有效地抑制激烈的自殘行為，如猛擊自己的頭、咬自己，或打自己的眼睛。羅德島的艾瑪．潘德頓．布來德里醫院（Emma Pendleton Bradley Hospital）的羅蘭．巴瑞特（Rowland Barrett）與同事在一項研究中，使用 naltrexone 進行短期治療，成功地打破了患者的自虐週期。

開始使用 naltrexone 的時候，自虐行為可能會暫時升高，因為患者想藉此得到腦內啡帶給他的快感。這藥用來治療經常啃自己胸部的種馬，也有相同的作用：一開始自咬的行為會變本加厲，但短暫的一段時間後，當馬發覺不再能得到腦內啡的快感時，自虐就會停止。無論是人還是動物，按摩、磨擦皮膚、深度擠壓等感覺統合方法，有時也可以停止自虐行為，無需使用藥物。用振動器按摩受到自我攻擊的身體部位，往往也有助益。連續服用 naltrexone 短暫時日後，繼之施行感覺統合術，或許能防止問題復發。

亞利桑那鳳凰城的一位職業治療師羅娜．金（Lorna King）觀察到，自虐的孩子似乎感覺不到痛。她運用感覺統合運動，例如把孩子捲在厚重的墊子裡滾動，以施予深度擠壓，還有盪鞦韆，來降低他們的自虐行為。隨著自虐行為的減少，感覺疼痛的能力也恢復了。羅娜特別聲明，感覺統合運動絕對不可在一個人剛剛打了自己以後馬上施行，那反而會不經意獎勵了自虐行為。最好每天在固定的時間做這些運動，這麼一來，它們就不會與自殘連結。

博林格林州立大學（Bowling Green University）的傑克．潘克塞普（Jack Panksepp）發現，naltrexone 也能幫助自閉兒變得比較願意與人互動，不過關鍵是找到適當的劑量。這藥在美國的使用率不高，主要的原因是它太貴了。不過，用來治療酒精中毒的新一代的藥或許比較便宜。

另一種治療自殘的藥是百憂解。在一次會議上，我得知一位男士合併服用百憂解和 tryptophan（一種出現在奶、肉、熱帶水果的自然物質，可以提升血清素值和百憂解的效果），完全終止了他的自殘行為。不過，同時使用這兩種物質必須小心，以免血清素過量。可惜美國買不到 tryptophan 補充劑，因為在一些人服用了一批受到污染的補充劑而喪命後，食品藥物管理局便禁止它上架。食品藥物管理局監控另類療法的作為一向都過於積極，將 tryptophan 自市面上撤除，對自閉症患者已然造成了傷害。食品藥物管理局還企圖控管其他對自閉症患者有用的補充劑，例如褪黑激素、葡萄糖酸、B_6、鎂。同樣的，有些醫療專業人士也對所謂的自然療法懷有敵意，因為這些療法在嚴謹的研究中常無法顯示效果。部分這些研究會失敗，有一個非常合理的解釋，那就是自閉症種類繁多，各有不同的生化異常現象。一種補充劑，如 tryptophan，對有的自閉症患者有效，卻對其他的沒有作用。雖然有些補充劑可能僅對百分之十的自閉人口有效，不過至少對這些人來說，它們是很有助益的。

抗精神病藥

有些專業人士可能會批評我，在書中談論具有高度爭議性的實驗性治療，然而實驗性的抗癲癇藥治療，比有些醫生輕易開出的高劑量抗精神病藥要安全多了。haloperidol（好度）和 thioridazine（Mellaril）這類的抗精神病藥，是精神療養院有時為了讓自閉症患者變得麻木遲鈍所使用的藥。

抗精神病藥對神經系統有很大的毒害，持續服用高劑量的這些藥，幾乎百分之百會傷害到神經系統，導致一種叫做遲發性運動障礙的動作障礙，很類似帕金森氏症。抗精神病藥原本是用來治療精神分裂症的幻覺，對精神分裂症的患者來說，好度可以讓行為完全不受控制的他們擁有比較正常的生活，為了這個選擇，即便藥有嚴重的副作用，他們也甘冒風險。

有些自閉症患者也有妥瑞症候群，它會使得一個人不自主地不斷重複一些動作（痙攣），或在一天之內不自主地反覆說著一個簡短的字。這些人服用劑量很低的好度，往往有不錯的效果。好度和降保適錠是兩種能有效治療妥瑞症的藥劑，但沒有妥瑞症的自閉症患者通常應當避免使用好度。可能患有妥瑞症或家族有妥瑞症病史的人，也應當避開利他能，因為它可能會使妥瑞症的症狀惡化。

治療如自閉症這般複雜的病症，不斷會有人宣稱找到突破性的神奇療法，也不斷會出現挫敗的案例。但對自閉兒或成人而言，最重要的莫過於遇見一個見多識廣、開明的醫師，他會嘗試不同的藥，仔細觀察它們的作用，如果第一次的方法不對，他會嘗試新的方法。最好不要混合使用各種不同的藥，或是驟然停止治療。藥劑在長期使用後，劑量應慢慢遞減，驟然停用某些藥可能會導致嚴重的後果。有些藥物合併使用，也會產生奇怪的交互作用。有兩位自閉兒的家長曾指出，百憂解與抗癲癇藥carbamazepine（癲通錠）混合使用，讓他們的孩子昏沉得無法正常運作，即便百憂解通常有興奮劑的作用。讓自閉症患者服用兩、三種同類的藥，實在沒什麼道理，但若這些藥分別來自不同的類別——β阻斷劑、抗癲癇藥、精神抑制劑、三環抗鬱劑、血清素再吸收抑制劑、抗鬱劑——在某些狀況或許不失為一種有效的治療方法，但最多不得超過三種。只不過，我見過太多服用藥物過多的自閉症患者。每天和自閉症患者長時間相處的家長和老師，最能夠判斷某種藥物治療是否有效，而聰穎、會說話的患者應該積極地評估自己的用藥情形。

醫生也常常忽視過敏症與厭食症，對自閉症的症狀可能造成的影響。通常自閉症較嚴重的患者，這些問題會比較嚴重。數以百計的父母都曾告訴我，從孩子的飲食裡去除牛奶、小麥、玉米、巧克力、番茄，可以大大改善孩子的行為。雖然病症沒有根除，但有減緩。最容易造成過敏反應的食物，往往是幼兒飲食的主要部分。會使孩子的不當行為增加的，往往也都是孩子喜歡的食物，所以孩子有時會渴欲這些被禁止的食物。診斷過敏症常用的皮膚搔癢檢測，不甚可靠，可能無法偵測出食物的過敏反應。大人可以在孩子的飲食中暫時除去兩種最糟的過敏源，即牛奶和麥麩。可是在移除奶和奶製品的同時，務必為孩子補充鈣質，以利他們的骨骼生長和神經功能的運作。

父母和老師應該參加支援團體，如美國自閉症協會，以便獲取最新的治療資訊。透過時事通訊和其他溝通管道，這些團體通常能比專業人士更早提供有關新治療的資訊。在自閉症這個領域裡，有許多盛行一時的治療方法，以及誆稱能治癒疾病的良藥。每一項新發展都有助於自閉症的治療，但要找到一種能像治斷腿一樣神速的自閉症療法，那是天方夜譚。

許多心急如焚的父母耗費大量的金錢，苦心孤詣帶著孩子到各個醫院接受無數的醫學篩檢。其實做了幾項基本的檢驗，包括詳細的神經檢測，以排除可治療的病症，如腦瘤、癲癇、甲狀腺問題、腦水腫，以及新陳代謝的問題，如未診斷出的苯酮尿症等，其他的檢驗都是金錢的浪費。比較好的做法是使用有限的金錢，讓孩子在兩、三歲時接受良好的教育課程。在這一章裡所描述的藥物都需要醫生的處方，如之前所言，覓得一位熟諳自閉症，並對它的療法抱持著開明的態度的醫師，至為重要。我要給父母的訊息其實很簡單，它也是四十年前一位好醫生給我母親的建議：信任你的直覺，你對醫生、藥物、你自己，以及最重要的，你的孩子的直覺。

生化藥劑的信徒（新版新增單元）

雖說這本書（編按：指舊版）裡提供的醫療資訊已經超過十年了，但至今它們仍是正確的。自閉症患者使用SSRI（選擇性血清素再吸收抑制劑），亦即百憂解（fluoxetine）、樂復得（sertraline）、Paxil（paraxetine）、Celexa（citalopram）等抗鬱劑，劑量應該比標準的劑量要低，這個原則依舊正確。父母經常告訴我同樣的故事：「低劑量讓他好多了，較高的劑量卻讓他變得煩躁不安、難以入睡。」不管是使用哪一種抗鬱劑，最大的錯誤莫過於患者本該服用較低的劑量，反倒服用了較高的劑量。由於腦部血清素的異常，泛自閉症患者需要的往往是低劑量的抗鬱劑。有時候，使用一般開始劑量的三分之一就能發揮作用。許多泛自閉症患者都告訴我，SSRI有助於減輕焦慮。

市面上的SSRI種類很多。在奧荷華州克里夫蘭市彩虹兒童醫院任職的馬克斯．威斯尼澤醫生（Max Wiznitzer）、芝加哥的艾德．庫克醫生（Ed Cook），和紐約西奈山醫院的艾瑞克．荷蘭德醫生（Eric Hollander）經常使用百憂解來治療青少年和成年的自閉症患者。我也認識很多專業人士使用百憂解，他們告訴我當醫生開給他們正確的劑量時，他們會覺得神清氣爽，而且智能不會受到影響。百憂解是唯一完全通過食品藥物管理局核准的 SSRI，樂復得僅得到部分的許可，只能用來治療兒童的強迫症。醫生可以採取「標示外使用」的途徑，給孩子開立其他未通過核准的藥，意思是醫生可以開立處方，用來治療未列在藥品標示上的病症。其實許多疾病使用的都是標示外使用的處方，一些治療癌症效果不錯的藥也是「標示外使用」的處方。

每個人的腦都不盡相同，所以有些人會比較適合他種 SSRI，如樂復得。如果與患者有血緣關係的親戚服用某種藥物得到很好的效果，患者不妨試試。根據日本研究者的報導，自閉症患者服用 SSRI 的效果與血清素的遺傳因子有關。據醫生與自閉症患者所提供的資料，有些患者服用 Paxil 會導致記憶方面的問題，不過一個人要是服用 Paxil 有效，或許他就該繼續服用它。

如何決定使用何種藥物

所有的藥都有風險，所以衡量它的利害是必要的。使用時的一個基本原則是：一次只做一種嘗試。孩子如果在嘗試一種藥的同時，進入一所新的學校，或展開其他治療，就很難確定服用的藥是否有效。可能的話，在不同的嘗試之間等二至五週的時間。切勿在開始服用一種藥的時候，展開新的飲食習慣，或開始使用一種補充劑。

藥要有顯著的效益，顯著得讓你說：「哇！這藥真有效！」才值得你甘冒風險。給孩子服用一種強效藥，只為了讓他亢奮的神經得到些微的緩解，或許不值得。但給一個控制不了憤怒的青少年或成人服用一種強效藥，來抑止他的憤怒，即便有風險，只要這藥能防止他被迫退出學校課程或團體之家，那或許就值得。藥若使用得當，可以幫助患者正常運作，萬萬不可為了控制一個人，而使用過量的藥讓他失去動力。

藥物之間的交互作用，一定要設法瞭解。處方藥與成藥或草藥之間常會產生交互作用。例如，治鼻竇炎和過敏的藥可能會降低抗鬱劑的功效。一種藥可能會阻斷或加速另一種藥的代謝，發生這種狀況的時候，就必須降低或提高劑量。有些交互作用是非常危險的，金絲桃（譯注：又稱聖約翰草，為抗憂鬱處方藥）會降低人類愛滋病用藥的功效，同時使用金絲桃和抗鬱劑可能會導致狂躁。還有一些藥物的交互作用可能會引起血壓的竄升。葡萄柚汁跟許多藥都會產生惡性的交互作用。加拿大的自閉症專家裘·哈金斯醫生（Joe Huggins）說，它對許多藥都可能會產生不可預期的強化作用。柳丁汁倒沒有這個作用。有些營養補充劑會稀釋血液，服用過多稀釋血液的補充劑，或將它們與阿斯匹靈合併使用，後果可能不堪設想。我犯過這個錯誤，導致鼻子大量出血。

轉換藥的品牌也需小心。我曾試圖將我的抗鬱劑轉換為非專利的，卻發現沒有相同的作用，我的一個好友也有類似的問題。藥劑製作的方式可能會影響它被吸收的速率，因此可能需要調整劑量。若使用非專利的藥，最好是繼續使用同樣的品牌。

新藥不見得比較好

我現在使用的依然是低劑量的諾波明抗鬱劑。這藥我已經服了二十五年。根據家長的觀察，一個服用某種老藥、狀況穩定的人改服另一種新藥，會產生不良的後果。如果這個人服用的是一種老藥，且劑量合理便能達到穩定的效果，他或許就該繼續使用它。我的老藥對一個新的病患來說，很可能不是很好的首選，但對我來說很有效。有一回，我接連三天忘了服用，結果便出現抑鬱的現象。遺憾的是，大多數科學論文對藥物進行的研究，都只是為期數月的短期研究，所以當一種新藥上市時，我們對於它的長期風險幾乎一無所知。針對像我這樣長期使用的病患所做的研究幾近於零，而我也不敢停止自己的用藥，因為我見過太多原本狀況穩定的人，由於停止用藥而導致災難性的後果。

非典型的抗精神病藥

寫本書（編按：指舊版）時，市面上尚無非典型的抗精神病藥。最初這些藥是為了治療精神分裂症而研發的。非典型的藥作用於腦部的血清素系統和多巴胺系統，對於自閉症光譜上的人來說，主要的用途是控制青少年和成年患者的憤怒，在某些狀況下，較年長的孩童亦可使用。印地安納大學醫學院的克里斯多佛·麥克道格醫生（Christopher McDougal）使用非典型藥來治療嚴重的自殘案例，而馬克斯·威斯尼澤醫生則報導他使用naltrexone，成功抑制了病患的自殘行為。在寫這個新增單元時，市面上已有五種非典型用藥：理思必妥（risperidone）、金普薩（olanzapine）、哲思（ziprasidone）、思樂康（quetiapine fumerate）、和安立復（aripiprazole）。

理思必妥是第一批研發的非典型用藥之一。科學研究顯示它能很有效地抑制兒童與成人自閉症患者的強烈憤怒與攻擊行為。跟其他諸如百憂解、樂復得、β阻斷劑、naltrexone之類的藥比起來，非典型藥會產生嚴重的長期副作用。既然它們的風險較大，除非有較大的功效，否則不值得冒險。

有科學文獻報導，有些服用理思必妥的人會出現遲發性運動障礙（似帕金森氏症的症狀）。體重增加是理思必妥和金普薩另一大嚴重的副作用，因為它們會刺激食慾，有些人體重增加了五、六十公斤，這些藥也可能會增加糖尿病的罹患率。思樂康和哲思在體重上的副作用比較輕微，可用來取代理思必妥。不過，麥克道格醫生表示，在控制憤怒方面，思樂康可能不如理思必妥那麼有效。

使用很低的劑量，可以降低非典型藥的副作用，劑量可以比標示所建議的開始劑量還低。裘．哈金斯醫生使用的是低劑量的理思必妥，一天少於兩毫克。芝加哥的一位自閉症專家班奈特．賴文索醫生（Bennett Leventhal）使用的是非常低劑量的安立復，他說劑量不同會有完全不同的效果，他建議劑量要低。製藥公司也研發出一些綜合 SSRI 與非典型藥的複方，但有些自閉症專家不建議使用這種複方，他們表示兩種藥劑最好分別使用。

黑框警語

食品藥物管理局在具有較大風險的藥劑上標示了「黑框」警語。許多藥都有這些「黑框」警語，但使用者需非常小心地監測自己的用藥效果才能降低風險。SSRI 和三環抗鬱劑上有黑框警語，指出孩童和青少年服用可能會產生輕生的念頭，對於這樣的警語，美國精神醫學會的前會長蜜雪兒．李巴醫生（Michelle Riba）及史提芬．沙夫斯丹醫生（Steven Sharfstein）深表關切，他們說這樣的警語「可能會讓病患對原本恰當的處方心生恐懼。」他們擔心，需要這些藥的人會排斥它們。《科學》雜誌有一篇文章指出，有些輕生念頭是劑量過高導致的。有些病患表示服用這些藥會讓他們感到非常緊張。波士頓麥克林醫院（McLean Hospital）的馬丁．堤契斯醫生（Martin Teachers）表示，有些 SSRI 的劑量定得太高了。服用的頭幾週在確定正確劑量的時候，輕生的念頭可能會略微增加，但這個風險其實很低。Paxil（paroxetine）的風險可能大些。食品藥物管理局的黑框警語，最後兩句話是這樣的：「服用抗鬱劑的病患中，這種情況的平均機率是百分之四，是安慰劑百分之二機率的兩倍。在這些測試中，沒有發生任何自殺事件。」然而，服用非典型藥越久，體重增加和遲發性運動障礙等副作用可能會越嚴重。而抗鬱劑的問題通常出現在頭幾週，之後風險便會降低。相較於抗鬱劑，非典型藥有比較嚴重的長期風險。

確實閱讀黑框警語的說明，才能做出明智的決定。許多事物都有風險，汽車和樓梯也很危險，但我們每天都在使用它們。沒有什麼東西是絕對安全的。我服用的老牌抗鬱劑現在也有黑框警語了，但我會繼續使用它。

注意力不足過動症與亞斯伯格症

有些亞斯伯格症患者同時也被診斷出有注意力不足過動症。某些亞斯伯格症患者服用興奮劑，如利他能，得到很好的效果，但對於高功能自閉症或亞斯伯格症患者而言，興奮劑或其他注意力不足過動症的藥可能有益，但也可能有非常不良的作用。一位從事電腦業的自閉症患者覺得百憂解和利他能很有效；然而，自閉光譜較底端的人服用注意力不足過動症的藥經常會出現不良的後果。心臟可能異常的人，使用興奮劑必須格外謹慎。長效配方的興奮劑可能會有比較大的風險，家長告訴我有些孩子因為改用長效配方而出了狀況。

失語成年患者之用藥

裘．哈金斯醫生治療的是最困難的低功能案例，這些人因為憤怒或自殘而被迫退出庇護工作坊或團體之家。對這個族群，哈金斯醫生避開了百憂解這類的SSRI，而使用了理思必妥、β阻斷劑，以及抗癲癇的valproic acid。他用理思必妥來控制憤怒，每天的劑量維持在兩毫克以下。抗癲癇的valproic acid則用來控制無緣無故的攻擊行為。理思必妥用在患者憤怒的對象是人時，效果最好，而valproic acid則可以控制癲癇小發作所引起的憤怒。如果憤怒無關於特定的人、地或事，那就該嘗試valproic acid。服用valproic acid這類的抗癲癇藥，劑量必須是一般成人服用的高劑量。valproic acid和一些比較老牌的抗癲癇藥有個嚴正的黑框警語，指出此藥可能危害肝臟和血液。使用者務必定期驗血監測可能出現的問題，以便及時停藥，免得造成終身傷害。問題通常會出現在頭六個月，之後風險便會降低。較新的抗癲癇藥比較安全，可以取而代之，但它們的效果可能沒那麼好。不過，哈金斯醫生發現valproic acid的治療效果非常好。研究顯示有種類似的藥，叫Depakote（divalproex），對控制爆發性的憤怒也很有效。

哈金斯醫生推薦使用β阻斷劑，如propranolol，來控制激動、沒有目標的憤怒。這些患者可能會聽起來好像喘不過氣似的，且憤怒的對象往往不是特定的人。馬克斯·威斯尼澤醫生稱β阻斷劑為有效卻被低估的藥。但有氣喘病的人切勿使用。

自閉症患者的飲食和維他命補充劑

據許多父母表示，不含穀蛋白（小麥）的飲食可以改善有些孩子和成人的語言能力、緩解他們的行為問題。最佳的效果常見於那些看起來正常，然後在十八個月至二十四個月大的時候失去言語能力的孩子。由米、馬鈴薯、牛肉、豬肉、雞、魚、蛋、水果、蔬菜組合的飲食不但簡單，而且完全不含酪蛋白和穀蛋白。奶油可由橄欖油取代。開始的時候，最好食用的都是新鮮的肉類和農產品。大豆製品不能吃，富含糖的飲料也應減少。飲食如正確，應該二至四週就能見效。採用這樣的飲食，必須補充維他命和鈣質。如果這樣的飲食有效，可購買坊間特製的不含酪蛋白和穀蛋白的麵包和餅乾，以增添變化。馬克斯·威斯尼澤醫生說，家長們覺得深海魚油補充劑的效果似乎不錯。尼夫斯伯格醫生（Knivsberg）和同事在挪威進行的研究指出，這樣的飲食很有幫助。自閉症類的孩子差異性很大，這種飲食治療或許對一個人很有助益，但對其他孩子可能沒什麼作用。自閉症患者在症狀上的個別差異如此之大，以致科學研究很難做出明確的結論，因為有些人對飲食有反應，有些人沒有。兩歲到六歲的幼童最好避免使用藥物，先試試飲食和某些維他命補充劑，有些孩子攝取某些含有深海魚油的營養補充劑，出現很好的反應。有一項研究顯示，魚油和月見草補充劑可減輕注意力不足過動症的症狀，改善孩子的閱讀和拼字能力。加州聖地牙哥的自閉症研究院（Autism Research Institute）有更多這方面的資訊。自閉兒比正常的孩子容易出現腸胃問題，有這些問題的自閉兒應該去看專科醫師。

療法的選擇

另類與傳統療法之間的爭論不斷，但有時候合併兩者是最好的辦法。唐娜．威廉斯發現，每天四分之一毫克的理思必妥，合併不含酪蛋白和穀蛋白的飲食，比只採其中一項療法有效。開始服用理思必妥以前，她曾因為感覺超載問題而無法參加一個大會中心的會議。另有一個成年人服用樂復得，搭配無穀蛋白的飲食，不僅降低了頭痛的次數，也緩解了感覺敏感的問題。無論是傳統的藥物治療，還是營養加藥劑的療法，都要避免服用太多。不斷添加藥物或補充劑是不對的，也會增加惡性交互作用的風險。要小心、理性地評估，去覓得有效的藥劑，而淘汰無效的。

第七章 與百科約會

自閉症與人際關係

很多自閉症患者都是電視影集「星艦奇航記」的粉絲，我從開播時就迷上了。大學時，它深深影響了我的思想，因為原創的每一集都有一個寓意。劇中的角色都恪守一套來自星球聯邦的道德準則，而我最認同的是理性的史巴克先生（Mr. Spock），因為我完全能理解他的思考方式。

我很久以前看的一集至今仍歷歷在目，因為它用一種我可以理解的方式描繪出理性與感性的衝突。有隻怪物試圖用石塊砸毀太空梭，已經有一個組員被殺死了，理性的史巴克先生想在怪物摧毀太空梭之前起飛逃脫，但其他組員說什麼也不肯，他們堅持要先取回死者的屍體。對史巴克來說，在太空梭即將被搗毀之際，去營救一具屍體，是說不通的。但在情感的驅使下，其他組員堅持要這麼做，好為他們的夥伴舉辦一個得當的葬禮。故事聽起來很簡單，但這一集讓我終於明白我與一般人的不同。我贊同史巴克，但我發現情感經常會戰勝理智，即便這樣的決定最後證明是危險的。

大多數人駕輕就熟的人際互動，對自閉症患者來說卻可能像泰山壓頂。小時候，我就像隻動物，沒有這方面的直覺來引導我，僅能從嘗試錯誤中學習。我時時刻刻都在觀察，試圖找到最好的應對方式，但總是格格不入。我必須透過思想去了解每一個社交行為，當其他的學生瘋狂迷上披頭四的時候，我稱他們的反應為ISP（interesting sociological phenomenon）——有趣的社會現象。我就像個外來的科學家，試著去解析當地人的生活習慣。我想參與，卻不得其門而入。

在高中的日記裡，我寫著：「人不該老是當個旁觀者——冷漠疏離的觀察者——而應當參與。」但直到今天，我的思想仍處於觀察者的立場，我原以為大家都是如此，直到兩年前我接受了一項測驗。測驗中有一首古典樂曲，讓我的腦海浮現出一些鮮明的畫面，這些想像跟其他人沒什麼不同，但它們全都是我以旁觀者的角度想像出來的，而一般人會看見自己出現在畫面中。比方說，一段樂曲讓人想到一艘船漂浮在閃閃發光的海面上，我的想像就如一張明信片上的照片，但大多數人會想像自己在船上。

我一生都是觀察者，也一直覺得自己是個外來的觀察者。高中時，我無法與同學相處，主要是因為我不懂大家為什麼那麼重視穿著，科學實驗室裡可想、可做的事不是有趣多了嗎？對我來說，電子學和實驗心理學的吸引力遠超過服飾。同學們花那麼多時間，無所事事聊著首飾或其他沒什麼內容的話題，能從中得到什麼？我就是跟他們格格不入。我向來不合群，但我有幾個朋友，他們都跟我有共同的嗜好，如滑雪、騎馬。友誼永遠跟我做的事有關，而跟我是誰無關。

直到今日，我還是無法真正了解人際關係，而且，套用我高中的用語，我依舊把性行為當做是最大、最首要的「制度之罪」，它曾讓許多人的名譽和事業毀於一旦。從我閱讀的書和大會中與人的交談中，我發覺那些在人際關係中適應得最好的自閉症患者，不是選擇獨身，就是和有類似障礙的人結婚。我所謂適應得好，就是擁有一個滿足、豐富的人生。自閉症患者與另一個自閉症患者，或者與一個有障礙或怪癖的人共結連理，婚姻比較幸福。這些夫妻所以結合，是因為他們擁有共同的興趣，而不是性的吸引力。他們彼此吸引，因為他們的思想一致。

我一直都是單身，因為這麼做可以免除掉許多複雜、棘手的相處問題。對大多數的自閉人來說，肌膚之親跟不了解基本的社交行為，一樣是個大問題。大會上，我遇過好幾位女性自閉症患者曾因為無法判讀性暗示，而在約會時遭到強暴。同樣的，想要約會的男性也往往不知道如何去接近一位女性。他們讓我想起「星艦奇航記」裡的生化人百科（Data）。有一集裡，百科幾次嘗試約會，都以災難收場。當他想營造羅曼蒂克的氣氛時，他居然使用科學術語來讚美他的女伴。即便是能力很強的自閉症患者也會有相同的問題。

保羅．麥當耐爾在《來自邊界的消息》中描述一段與異性交往的經驗時說：「我們之間原本進展得很好，直到我開始非要經常看到她不可。」保羅發覺他要求相處的時間越來越長，但女方只想做朋友。他看不出他的女朋友並不想時時陪在他身邊。思想比較僵固的自閉成人若想跟異性交往，問題更大，他們完全不知道什麼是適當的行為。有位年輕的男士喜歡上一個女孩，就跑到她家去，為了掩飾身份，他的頭還戴著橄欖球頭盔。他以為從她的窗戶往裡張望沒什麼不對。在他直白、視像的心智裡，他認為既然別人認不出他是誰，站在屋外守候她是沒問題的。

工作上的夥伴關係可以靠死記硬背學會，但約會可就沒那麼簡單了。對我來說，租房子和守住工作所需的社交技巧，比約會所需的社交技巧容易，因為在複雜難懂的社交過程中，我欠缺情感方面的信號來引導我。有一次演講後，一位年輕的自閉症男性，送給我一張極不得體的情人卡，就像小學三年級學生送給彼此的那種。他寄望我嚴肅地看待他的求婚，但我沒理會他，令他感到很失望。我沒回信，因為過去的經驗告訴我，回應這樣的信件只會助長它。他的老師需要讓他明白，向一個才見面的人求婚是不恰當的。跟我一樣，他需要學習社交禮儀，如同學習拼字一樣。當我必須處理與家人的關係時、當人們感情用事而不訴諸理性時，我很需要和能夠開導我的朋友長談。我需要有人幫助我了解複雜情感驅使之下的非理性社交行為。

漢斯．亞斯伯格說正常的孩子自然而然就能習得社交技巧，因為他們憑的是直覺，但自閉人「需要藉助思考才能適應人際關係。」我在前面的篇章提到的二十七歲、患有自閉症的研究生吉姆，也有同樣的觀察，他說，自閉人欠缺人際溝通的基本直覺。自閉兒需要有系統地學習社交技能，就像學習學校裡的功課一樣。吉姆．辛克來爾說得很對：「社交是大部分人都知道而不用學習的事物。」但他個人需要詳細詢問別人的感受，才知道如何恰當地應對。他描述自己如何為每一個剛認識的人建立一套「個別譯碼」。同樣地，湯尼在理智上可以覺察別人的感受，但他自己卻體驗不到那些感受。唐娜．威廉斯在書中描述自己如何模仿情感，好讓自己看起來比較正常，但那純粹是一種機械式的程序，像從電腦裡提取檔案一般。

我覺察不到微細的情感信號，我必須藉由嘗試錯誤，去學習某些動作和表情的意義。拓展自己的事業時，我跟客戶頭幾次的聯繫通常是透過電話，這麼一來我便無需面對複雜的社交信號，事情會比較簡單，而且會讓我有一個好的開始。第一次電話聯絡後，我會將企畫案和一本手冊寄給客戶，手冊裡有我過去經手案件的照片。打電話可以讓別人了解我的資歷，但看不見我笨拙的模樣——直到他們把案子交給我設計。

我也很懂得如何透過電話為亞利桑那養牛人公會（Arizona Cattle Feeders, Association）的年刊銷售廣告，我會直接打電話給一家大公司，要求和他們的廣告部門洽談，任何人的階級和社會地位都嚇不了我。其他自閉人也都覺得，透過電話交朋友比建立面對面的關係容易，因為需要應付的社交信號比較少。

自閉人通常不太會說謊，原因是欺騙牽扯的情緒太複雜。當我臨時必須撒一個善意的小謊時，會變得極度焦慮。要撒一個小謊，我得事先在腦子裡演練很多遍。我會想像別人可能提出的各種問題，模擬如何回答。如果對方提出一個我意想不到的問題，我會手足無措。要我跟別人互動的時候說謊是無比困難的事，除非我已經充分演練過所有可能的應對策略。說謊會引起很大的焦慮感，因為你需要快速解讀隱晦的社交信號，以確定對方是不是真的被你騙了。

有些研究者不認為自閉症患者有能力欺騙，這個觀點採自猶特·福瑞斯對自閉症的界定：有自閉症的人缺乏「心智理論」（theory of mind）。根據福瑞斯的說法，許多自閉症患者無法推估另一個人可能在想什麼。的確，認知能力嚴重不足的自閉症患者無法從另一個人的角度去看事情。不過我向來都能透過觀想和邏輯分析來解決問題、推估別人的反應，也一直都知道欺騙是怎麼一回事。

學童的我常玩捉迷藏，我知道如何在外套裡裝滿樹葉，把它放在樹上，來誘騙搜尋者走錯路。我也曾在另一個女孩的窗前，吊掛一個裝著手電筒的硬紙板淺碟，弄得整個寄宿學校以為他們看見了飛碟。當那個女孩問起這件事時，我說她看見的很可能是從我們尚未完工的宿舍掉下來的一塊隔熱板。我事先已經為她看到的東西準備好一大堆解釋，包括掉落的隔熱板，以免她懷疑我的不在場跟飛碟的出現有什麼關聯。我的伎倆成功了，兩天後，大多數的學生都以為他們真的看到了飛碟。這個騙局很容易，因為我已預先在腦子裡想像過所有我能編造的謊言。我一直都喜歡玩這種把戲，因為它們需要鮮活的想像力，那是我從來不缺的。我這麼做的動機跟駭客非法入侵他人電腦的動機一樣，都是為了挑戰自己。我非常崇拜聰明的駭客，如果我現在只有十四歲，想必也會經常入侵別人的電腦，只為了看看自己是否做得到的那份刺激感。但我絕不會做出傷害人的欺騙行為。從某些角度來看，我想這些騙人的花招只是我增進人際關係的替代方法，它們讓我能夠不用與他人互動就滲入他們的世界。

通常，自閉症患者是別人利用的對象。保羅．麥當耐爾在書中寫到，他遭到一個自己視為朋友的人背叛的痛苦經驗，那個人偷了他的錢，還破壞他的車。他沒能判別代表麻煩的社交信號。對我來說，飛碟或在外套裡塞樹葉這類把戲的欺騙概念是很容易明白的，但要覺察表示一個人不真誠的社交信號就難多了。大學時，我曾被一些佯裝是朋友的同學背叛。我向他們吐露了我內心深處的想法，不久我便得知他們在一個派對上嘲笑我說的話。

日積月累地，我在記憶裡建立了一個龐大的資料庫，包括過去的經驗、電視、電影、報紙，來避免我的自閉症在社交情境可能造成的尷尬場面，而且在使用這些資料來幫助我做決定的時候，我會採取絕對理性的方法。過去的經驗讓我了解到，某些行為會讓別人惱羞成怒。年輕的時候，我的理性決定常常出錯，因為沒有充分的資料做基礎，現在好多了，因為我記憶庫裡的資料多了。我運用觀想力，從遠處觀察自己，我稱這個觀察者為躲在暗處的小科學家，把自己當成一隻小鳥，站在高處觀看自己的行為。這個想法，也有其他自閉症患者表述過。亞斯伯格醫生注意到自閉兒時時在觀察自己，他們把自己當做有趣的觀察對象。史恩．巴倫在《這兒有個男孩》中敘述他藉著和自己對話，來找出他在社交情境中所犯的錯。他將自己一分為二，展開對話。

根據安東尼奧．達馬西歐的觀察，因中風而突然喪失情感的人經常會做出災難性的財務和社交決定。這些病患的思考完全正常，當被問及假設性的社交情境時，他們的回答很正常，然而當缺乏情感信號的他們必須快速做出決定時，他們的表現就會陡然下降，想必他們就像突然得了自閉症一樣。我可以處理中風病患或許應付不了的情境，因為我打從一開始就不是依賴情感信號。現年四十七歲的我，擁有一個龐大的資料庫，我花了好多年的時間才建立起這個經驗資料庫，來學習恰當的社交禮儀。直到最近，我才知道大多數人倚重的是情感信號。

多年下來——透過死記硬背——我學會了如何因應不同的情境。我可以相當快速地搜尋腦中儲存影帶的光碟唯讀記憶體，然後相當迅速地做出決定。以視像的方式來進行這件事，可能比用語文思考來得容易。而且，我曾說過，我會試著避開自己處理不了的情境。從小我就發覺自己捕捉不到任何社交信號，當父母在考慮離婚的時候，我妹妹感受得到家裡的緊張氣氛，我卻絲毫沒有覺察，因為那些跡象並不明顯，父母親從來不在我們面前大吵大鬧。他們感情不睦的跡象讓我妹備感壓力，而我卻連看都沒看見。因為爸媽並沒有公然地向對方表示明顯的憤怒，所以我根本意會不到。

人際互動又因注意力轉移這些生理上的問題，而變得更為複雜。因為自閉症患者在聽覺和視覺之間轉移注意力所需的時間遠比別人要長，他們比較無法跟上快速變化、複雜的人際互動。這些問題也許是傑克，一位自閉男，之所以說下面這段話的部分原因：「如果我和人們有太多接觸，會感到緊張不安。」透過影帶來學習社交技巧，會有很大的幫助。藉由觀看影帶，以及留意可以輕易量化的信號，如表示煩悶的紙張窸窣聲，我逐漸學會如何改進演說技巧。但那是一個緩慢、持續的漸進過程，從來都不是神速的突破。

懂得如何與人互動比解決一個工程問題困難多了。我發覺，利用設計牛的浸泡槽或圍欄方面的知識，來建立自己的視像記憶庫，是比較容易的事。不久前我聽了一場演講，講者是位社會科學家，她說人類的思考方式不同於電腦。那晚的宴會上，我告訴這位科學家和她的朋友，我的思考模式很類似電腦的推算方式，而且我能一步一步地說明我的思考歷程。當她告訴我，她無法描述她的思想如何與情感結合在一起時，我有些震驚。她並且說，她在思考一件事的時候，事實會和情感天衣無縫地結合為一體。我終於知道，為什麼這麼多人會讓情感扭曲了事實。我的心智永遠可以將兩者分開，即便是感到懊惱的時候，我也會不斷地評估事實，直到能做出理性的判決為止。

長年下來，我學會了以較圓融、得宜的方式來處理事情。我學習到絕對不可越級上報，除非我的直屬上司允許我這麼做。過去的經驗讓我懂得避開自己可能會被利用的機會，懂得安撫不時會受打擊的自尊心。為了熟諳圓融的技巧，我閱讀《華爾街日報》中有關商業交易與國際協商的報導，然後把它們當做模仿的典範。

我知道我的生命有所缺憾，但我熱愛自己的工作，它填滿我睡覺以外的時間。因為生活忙碌，所以也沒有時間去思考我可能少了什麼。父母和專業人士有時過於擔心自閉成人的社交生活。我的社交來自我的工作，一個人如果能發揮她的稟賦，她就有機會接觸到志同道合的人。

比方說，過去這二十年來，吉姆一直都是我的工作夥伴，我有二十項工程案都是他施工的，他也是我最好的朋友之一。建造是他的生命，他是在住家後面的一個很小的工具庫創業的，而今卻擁有一家很大的公司，承攬亞利桑那州交通部門和礦區的大工程。洽談承包工程時，我們總是興致勃勃。我人生中一些最美好的時光就是工程的施工期間，我欣賞那些能夠把想法轉變為實體的人。看到我的繪圖變成鋼鐵和混凝土，我會情不自禁興奮起來。建造工人很喜歡抱怨管理部門的那些蠢蛋，當他們因為那些坐在辦公室裡「穿西裝、打領帶」的人不懂設備和建造而發牢騷時，我就像找到知音一般。多年來，我和許多施工團隊及不同的承包商合作過，他們都喜歡抱怨、喜歡說工地抗爭的故事。跟他們相處，我一點問題也沒有，我跟他們打成一片。我和建築工人及技術人員會處得來，還有一個原因，那就是我們大都是視像思考者。

非自閉症患者的朋友告訴我，人際關係是大部分人的生活重心，但我的心之所繫，是設計案和一些特別的地方。去年我和吉姆開車到史考茲戴爾養殖場，這個養殖場現在已經歇業，並已部分拆除了。那時所剩的也只有幾根柱子、飼料磨坊旁的一些桶子，還有一間無人、破爛的辦公室，柵欄也已經被當成廢鐵賣掉，我看了非常難過，想著我們是否不應該來。經理辦公室的窗都破了，雨水扭曲了木框。仍然佇立的幾根柱子中，有一根是柵門的柱子，二十年前我就是在這個柵門前被牛仔工頭攔了下來。

當我目睹史威福特工廠慢慢走向毀滅之途，知道它即將歇業時，我心亂如麻。湯姆・羅爾、諾伯・高斯考維茲及那兒其他的人，應是我有生以來跟我關係最親近的。史威福特也是激發我對人生的意義進行了一番深思的地方。有關它歇業的記憶，遠比其他任何記憶都讓我痛心疾首，至今寫及此事，我還是忍不住哭泣。

我的自我認同與那家工廠緊密相連，正如高中時寢室裡的東西代表我的身份一樣。當年，我放暑假離開學校的時候，不願意把我牆上的任何裝飾物裝箱帶走，因為我覺得這麼做會失去自己。我在宿舍有一個特別的閣樓房間，那是我思考和冥想的地方，到那個大家稱之為烏鴉巢的特別房間，對於我的穩定狀態至為重要。當宿舍的改建工程結束的時候，我不再能隨意到那個房間去；一扇鎖上的門禁止我入內。這讓我懊惱至極，最後，校長只好給我一把鑰匙。

我也記得阿姨布里琴去世時自己心中的不安，但更令我六神無主的是，我發現她的牧場要出售。想到將要失去這個地方，我就悲痛不已。漢斯・亞斯伯格也觀察到自閉症患者對地方的強烈情感，他發覺自閉兒克服鄉愁所需的時間，比一般孩子要長，他們依戀家裡的習慣和東西。或許這都是因為他們對人缺乏強烈的感情。這一點，我想史巴克先生懂得。

學習社交技巧（新版新增單元）

過去十年來，我對人們的相處之道有了更多的洞察。我發現是我的作為決定自己是什麼樣的人，而非我的感覺。有生以來，我捨棄了複雜的情感，選擇了複雜的思維。快樂的自閉人都有志同道合的朋友。電腦程式設計師的快樂，就是跟其他程式設計師一起討論程式設計。我遇過一位患有自閉症的女士，在一個科幻小說俱樂部遇見她後來的丈夫。她從事操作手冊的寫作，而他從事電腦業。他們喜愛美食，對他們來說，一個美好浪漫的夜晚，就是到一家高級餐廳吃飯，聊著電腦資料儲存系統。一般人很難了解，這個特別的愛好怎麼會如此引人入勝。

建立共同的興趣

人與人的互動奠立在共同的興趣上。高中時期，同學的嘲弄讓我過得很不開心。只有在騎馬和參加模型火箭社團的時候，不會有人譏笑我。有這些特殊愛好的學生跟那些譏笑我的學生是不一樣的。這些活動是我們共同的興趣。

我強力推薦能與志同道合的人一起從事的那些嗜好與事業。培育人才的老師可以幫助學生踏上成功之途，他們可以鼓勵有自閉症的學生參加機器人學社、合唱團、詩社、童子軍、棋社等等活動。生長在五十年代對我有很大的幫助，因為輪替和分享是我從小就被灌輸的觀念。現在，你要患有亞斯伯格症的學生參與一個團隊來共同建造一個機器人，可能不是一件容易的事。學生應該參加需要與人合作的活動。孩子還小時，就應該教他們輪替，這樣他們長大以後，就比較能夠與人合作。今日有太多的活動都是獨自進行的。不過網路上有些特別的興趣團體，例如「星際奇航記」大會或史學協會，都是提供與人互動、找到志同道合的朋友的好去處。沮喪、不開心的自閉人，往往都缺乏可以與人共同分享的興趣。

有些聰穎過人的亞斯伯格及高功能自閉生，應該離開高中這個社交壓力鍋，畢竟，懂得跟其他十幾歲的學生相處，並不是一項很重要的生活技能。我堅信我們應該讓小學生就讀正規學校，以便他們能與正常的孩子互動。低功能的學生通常在高中不會遇到什麼麻煩，因為同學可以很清楚看見他們的障礙，知道不該戲弄他們。但對有些高功能的高中生而言，或許線上學習或就讀社區大學會比較適宜。

學習恰當的舉止與社會生存術

我認為，有些高功能亞斯伯格症患者會在職場上面臨嚴重的問題，是因為現今的社會沒有培養他們社交能力。有一個絕頂聰明的亞斯伯格人在圖書館工作，因為批評贊助者太胖，而遭到解雇。母親告訴過我，這樣的言論很粗魯，雖然誠實是最好的策略，但別人通常並不想知道我對他們的外表有什麼意見。透過許多實例，我在資料庫裡建立了一個類別，叫做「無禮的誠實」，來提醒自己什麼時候該保持緘默。我所有的社交技巧都是根據許多實例學習的，我將這些實例歸為不同的類別，例如「無禮的誠實」、「向新顧客自我介紹的流程」、「如何面對同事的嫉妒」等等。隨著經驗的累積，我把每一個新的社交經驗，納入恰當的社交檔。同事的嫉妒是很難處理的一環，在一家工廠，有個心生妒忌的工程師毀壞了我的一些設備。但現在我學會了讓他加入工程案，使他有參與感，這樣可以緩和他的嫉妒。我也學會了誇獎妒忌我的人，如果他在工作上有很好的表現。如今，我認清嫉妒是人類的一個卑劣特質，也接受了這個事實。為了讓工程順利完成，嫉妒的引信必須拆除。

社交技巧與情感關係

學習社交技巧就如同學習演戲，雖然社交技巧是可以學習的，但人與人之間的情感卻是學不來的，社交技巧和情感關係是兩碼子事。家長常問我：「我的孩子對我能有真正的感情嗎？」要父母接受孩子的腦功能異於常人，有時不是件容易的事。自閉兒對純感性的情感關係，可能沒什麼興趣。但自閉症的差異性很大，還是有人能與別人建立比較深厚的情感關係。

管控情緒對我來說很難。有一回在飛機上，我看著電影大笑起來，聲音大到引起許多乘客側目。看悲傷的電影哭的時候，我哭得比大多數人還厲害。我的情緒不是放，就是完全封閉。我有四種情緒：快樂、悲傷、恐懼、憤怒。我從不會將這些情緒混在一起，但可以快速地轉換情緒。自從我朝一個譏笑我的女孩丟擲一本書，而遭到一所很大的女子學校退學後，我便學會了轉憤怒為哭泣。我無法改變情緒的強度，但我能將之轉化為另一種情緒。讀寄宿學校的時候，因為幾次跟嘲笑我的同學打架，遭到不准騎馬的懲罰。喜歡騎馬的我，立即學會將憤怒轉化為哭泣。這種轉化使得我日後沒有因為打人或丟擲東西而丟了工作。在史威福特工作的時候，我經常躲在牛圈裡哭。今日在職場上，任何暴力行為都是不允許的。

隱晦的情感信號

五十出頭的時候，我才開始了解眼睛的微細信號。我不懂目光的接觸為何如此重要，我對於眼睛的動作所洩露的那個祕密的世界，全然不知，直到讀了拜倫可漢的書《心智的盲目》（*Mind Blindness*）。語氣是我唯一能解讀的隱晦信號。至於別人用吼叫表達憤怒、用哭泣表達悲傷、用大笑表達快樂的這種強烈情緒，我自然是懂的。

母親曾在她的書《我口袋裡的刺》（*A Thorn in My Pocket*）裡談到她婚姻中的問題。小時候，我覺察不出我的父母親之間的情感亂流。我無法辨識衝突的信號，因為它們不易察覺，他們很少彼此吼叫，也從來不曾毆打對方或丟擲東西。

研究說了什麼？

自閉症患者異常的面孔辨識力，是數以百計的科學論文研究的題材，結論是自閉症患者的杏仁核（情緒中樞）異於常人，他們在辨識面孔時使用的腦迴路也不同。無法認出一個已經見過五次面的人的尷尬場面，我至今仍會碰到。我認得出相處過很長時間的人，一個人的五官如果有很獨特的地方，例如巨大的鼻子，我會也認得出。這類面孔辨識和眼睛信號的研究，數量遠遠超過自閉症患者的思考和感知力的研究。一般人都比較喜歡研究情感，而不願探究感覺問題或特異能力。我希望科學家能多重視感覺問題，因為，嚴重的感覺過於敏感的問題，是自閉光譜上許多人無法正常生活的原因。最悲慘的是那些感覺問題嚴重到無法忍受餐廳或辦公室的人。如果連電影院、球賽或熱鬧的街道出現的一般噪音都能刺痛你的耳朵，你怎麼跟人交往？

第八章 牛的觀點

與動物的連結

美國有三分之一的牛和豬都是用我設計的設施來處置的。自創業以來，我一直以改善牲畜處境做為我工作上的宗旨。利用動物的自然行為模式，來驅使牠們自願通過處置系統，是我秉持的設計原則。如果動物突然止步不前，不肯通過匝道，我們就得找出牠卻步的原因。遺憾的是，人們通常使用暴力來糾正問題，而不去試圖了解這些動物的行為。我與這些動物的連結應該追溯到我首度發現擠壓機可以鎮定焦慮的那次經驗，從那時起，我便開始從牠們的視角來觀看這個世界。

人們經常問我，牛被屠宰前是否知道自己即將面臨的命運。根據我多年的觀察，讓牛害怕的事物通常與死亡無關。令牠們裹足不前的都是小事，例如看見垂掛在匝道圍欄上的一串小鍊條。領頭牛會停下來注視一串晃動的鍊條，頭還隨著節奏而搖擺。

牠根本不擔憂被宰殺這件事；牠害怕的是一小串晃動與不該出現在那兒的鍊條。

人們大都不會注意這些小事，因為當牛不肯通過匝道或走出牛舍的時候，他們只會又戳又推地驅趕牠們，弄得牠們過於激動。而當牛激動的時候，你就不可能判斷牠們究竟怎麼了。牠們會進入對抗掠食者的狀態，推擠在一起，形成一個沸騰的球體，頭朝著群體中心焦躁地繞圈子。即便是小小的干擾，都可能阻礙一群牛通過匝道。我記得有一次，一家肉類加工廠陷入了大混亂，只因為當牛列隊準備進入工廠時，一個果汁的塑膠罐掉落在入口處，牛群就執意不肯跨過那個白色塑膠罐。任何在視覺上形成對比的東西都會吸引牛的注意力，混凝土地上的排水閘，或是水坑裡閃爍的反光，都會使牠們害怕。有時候，移動高架燈來消除地板上或牆上的反光，就能讓牛和豬行進得比較順暢。不良的照明會引起許多問題。牛和豬不願意走進暗處，所以裝一盞燈來照明匝道的入口便能誘引牠們進入。動物跟人一樣，希望看得見牠們要去的地方。

要設身處地去了解牛的處境時，我必須真的變成那頭牛，而不是扮成牛的樣子。我會運用視像思考力，模擬牛在某個情境下會看到什麼、聽見什麼。我會將自己置身在牠體內，想像牠的體驗。那是一套極致的虛擬現實系統，但我還加入了自己已經培養出的溫柔、仁慈的同理心，所以我的模擬勝過一具電腦操作的機器人。除此之外，我還運用了所有我對牛的行為模式和本能所具備的科學知識。我必須按照牛的行為法則，還必須想像以牛的知覺系統去體驗這個世界的感受。牛有寬廣的全景視野，因為牠們是被捕食的物種，必須時時保持警覺，留意危險信號。有些自閉症患者就像滿懷恐懼的動物，置身於充滿掠食者的世界。他們時時活在恐懼中，擔憂例行事物的更動，或因生活環境中的東西被移動而懊惱。這種對於變化的恐懼，或許就是古老、對抗掠食者的那些系統啟動的，而在大部分人身上，這些系統已經被阻斷或掩蓋了。

在動物的國度裡，恐懼是一種普遍的情緒，因為它能提供強烈的動力避開掠食者。恐懼也是支配自閉症患者的一種情緒。泰瑞絲．裘利弗說，她會盡可能讓所有的事物保持原狀，以避免一些強大的恐懼感。湯尼說，他活在一個幻想和恐懼的世界，沒有一件事不讓他害怕。我還沒開始服用抗鬱劑之前，生活中慣常事物的小改變都會引發恐懼反應。有時候我會因為一些微不足道的改變，如轉換為日光節約時間，恐懼得無法自已。這種強烈的恐懼很可能源於神經方面的缺陷，以致對常人來說輕微的刺激，都能引起神經系統的過度反應。

為了生存，被捕食的物種，例如牛或羊，必須隨時保持警覺，一發覺掠食者就逃。牛和羊有著超敏銳的聽覺、嗅覺，而且眼睛長在頭的兩側，可以在吃草的同時環顧周遭。牠們對於尖銳的聲音，比人敏感多了，聽得見人類聽力範圍之外的聲音。尖銳的聲音通常比低沉的聲音容易令牠們不安。德州一位美國農業部的研究員湯姆·坎普（Tom Camp）發現，戶外的電話鈴聲大作會讓牛的心跳每分鐘增加五十到七十下。除了我，沒有人會注意到，令牛躁動的聲音也是讓許多聽覺過度敏感的自閉兒受不了的聲音。突然的嘶嘶聲，如半拖車的氣動煞車聲，會引發激烈的驚嚇反應，不管是大牛還是小牛。小牛聽到這種聲音時，會將耳朵貼著頭立刻後退，以遠離聲音的來源。跟牛一樣，自閉症患者的感覺也處在高度警戒的狀態。

即使是現在，半夜有人吹口哨都會讓我心跳加速。最糟糕的是尖銳的聲音；高亢、快速重複的聲音對神經系統是很大的刺激。麥克康奈爾（P. B. McConnell）及同事貝里斯（J. R. Baylis）發現，馴犬師利用間歇性的高音來刺激狗去做一個動作，例如把東西叼過來，而用低音來讓動作停止，例如跟馬說「噓」。對溫馴的動物，高音的作用比較小，然而對野生動物和自閉兒，它會引爆巨大的恐懼反應。

一般人以為牛和其他牲畜是色盲，其實不然，只不過牠們的視覺系統主要是用來偵測異常的變動。牛的視覺就像在你頭的兩側裝有相機廣角鏡一樣。牛有三百六十度的視野，看得見周遭的一切，除了牠們尾端的一個小盲點。不過，牠們為廣角視野所付出的代價，就是牠們的深度視野非常狹窄。要感知深度，牛必須停下來，把頭壓低。掠食動物，如獅子、狗、貓、老虎，眼睛長在頭的前方，所以能覺察深度，準確地判斷距離，然後一躍而起，擒住獵物。眼睛長在頭的前方給牠們很好的望遠視覺，而眼睛長在頭的兩側則能讓動物環顧四周，隨時保持警覺。

早期的美國西部，在驅趕龐大的牛群時出現的異常事物，有時會引發牛群狂奔。風吹起的一頂帽子或突然躍身而起的馬匹，都可能引爆逃跑的本能。不過，要讓牛對異常的事物失去敏感度也是可能的，比方說，菲律賓的小牛從出生就在公路旁吃草，經驗讓牠們知道公路上的一切景象和聲音都不會傷害牠們。任何事物都驚動不了這些溫馴、已經習慣戴著籠頭的牛。

美國牧場大部分的牛所接觸到的異常事物，遠不如菲律賓的牛那麼多。掛在圍欄上的外套、帽子經常會讓牠們突然止步，不肯經過。如果一頭食用牛在牠熟悉的原生養殖場的牛舍裡很安定，看見柵欄上掛著同樣的帽子或外套，雖然一開始可能會感到恐懼，但隨之會感到好奇。牠會轉過身來，望著這件外套，然後好奇地走近它。如果外套不動，那麼最後牠會去舔它。在風中拍動的外套可能比較容易令動物害怕，所以牠們會保持距離。在荒野中，突然的異動是危險的警訊；那可能是叢林裡的一頭獅子，也可能是被掠食者追逐的動物。

牛對突兀事物的反應，可能很類似自閉兒對環境中微小變化產生的反應。自閉兒不喜歡任何看起來突兀的東西，例如懸吊在傢俱上的一條線、不平整的地毯、書架上排列不齊的書。有時候他們會把書排齊，但有時候他們會感到害怕。他們的恐懼反應，可能很類似一頭牛看到匝道裡的一個咖啡杯或柵欄上的一件外套。自閉兒也會注意到一般人忽視的小變化，這是否是對抗掠食者的原始本能的顯現？在荒野裡，折斷的樹枝或攪亂的地面可能代表附近有掠食者出沒。誰有最敏銳的異常警訊覺察力，誰就能避開獅子，存活下來。

牛、鹿、羚羊在察覺到可能的危險時，如果發現它沒有立即的威脅性，會轉身面對危險的來源。牧草地上的母牛會轉身面對一個走過來的人，非洲平原上的羚羊會轉向一頭獅子，有時甚至跟蹤牠。畢竟，看得見的獅子要比看不見的獅子安全些。這些動物會跟蹤獅子，但保持安全距離，以便立即逃跑，這就是所謂的動物逃跑區。

牛若飼養在開放的牧場，工作人員可以利用逃跑區的原理來快速有效地驅趕成群的牛。逃跑區的大小取決於牛的溫馴程度。溫馴的乳牛可能沒有逃跑區，牠們會接近人，要人撫摸。養在西部牧場的食用牛不是那麼溫馴，人如果靠得太近，牠們會走開。逃跑區可以短至不到兩公尺，長至三、四十公尺。激動的牛，逃跑區的距離比安定的牛要大。《動物園和馬戲團動物的心理和行為》（*The Psychology and Behavior of Animals in Zoos and Circuses*）的作者海地加（H. Hedigar）在書中說：馴獸就是使用人為的方式，移除動物與人之間的逃跑距離。

要讓牛群安靜、有秩序地移動不是件難事，只要人在牛群的集體逃跑區外緣進行操控。過度侵入逃跑區只會使牛驚慌。如果牠們困在牛圈裡無法逃脫，牠們可能會試圖跳越柵欄，以拉開與具有威脅性的人之間的距離。

治療師發現，自閉兒經常在排隊時因為其他孩子站得太近而攻擊別人。當其他孩子侵犯到他們個人的空間時，他們會緊張。如果另一個孩子不小心擦撞到他們，他們會像隻受到驚嚇的動物畏怯地退縮。輕輕、出其不意的碰觸會引發逃跑反應，但牢實的碰觸，就像緊緊簇擁在一起的牛所感受到的擠壓，反倒有安撫作用。

我之所以能與動物合作無間，大部分源於一個簡單的事實，那就是我看到牠們的行為與某些自閉症行為之間的種種關聯。另一個事實就是牛和自閉症患者的習慣都是根深柢固的，日常事物的改變可以促使一個自閉症患者大發雷霆，這類的改變曾經令我非常焦躁。管理牧場的人發現帶牛去一片新的牧草地時，一定要在第一次到那兒時就鼓勵牠們到牧地各處吃草。我曾觀察到一群公牛，雖然不到四百公尺外就有一片很好的牧草地，牠們卻懶得走過去。為什麼呢？或許跟避開掠食者的本能有關。一旦牛知道某個區域很安全，牠們就不願意移動到一個陌生的區域，因為那兒可能潛藏著危險。

我和肯．歐德（Ken Odde）在科羅拉多州立大學做的一項實驗顯示，牛若已熟悉一條安全路線，牠會頑強地抗拒改走另一條路線。實驗中我們讓牛選擇走通往擠壓槽的匝道，或者僅只是一條可以通過的匝道。這些牛很快就學會避開會讓牠們被束縛在擠壓槽的那條匝道。而接著兩條匝道對調後，大多數的牛仍不肯為了避開擠壓槽而換邊走。被限制在擠壓槽裡會讓牠們感到些微不適，但還不至於讓牠們嫌惡到願意改變已經熟悉的安全路線。不過，要是發生什麼令牠們痛苦或不安的事，大部分的牛還是會很快地改變路線以避之的。農科羅拉多州立大學的學生瑪麗．譚納（Mary Tanner）發現，酪農場的母牛進入擠奶室時，大部分都不介意走左邊或右邊，只有少數母牛冥頑不靈，總是從同一邊進入。

初步的證據顯示，比較緊張、容易受到刺激的母牛，最不願意改變已經熟悉的安全路線。抗拒改變可能部分是為了減輕焦慮。在我個人的經驗裡，高中課表的小變化，或從日光節約時間轉換為標準時間，都會導致嚴重的焦慮。我的神經系統，和其他一些自閉症患者的神經系統一樣，處在一種莫名的亢奮狀態。還沒開始服用抗鬱劑前，我的神經系統隨時都箭在弦上，準備要逃離掠食者，無足輕重的小壓力所引發的反應，就像遭到獅子攻擊一般。這些問題是我異常的神經系統造成的，如今有藥物鎮定神經，我已經可以輕鬆自如地應付日常事物中的小變化了。

對於仍有些野性的牛而言，最令牠們緊張的莫過於有人過度侵犯牠們的逃跑區，而牠們卻無處可逃。匝道上方若有人探過身來，會讓不太溫馴的食用牛備感威脅。牛如果看得見匝道前端的人，也會卻步，不肯穿越。這也是我設計出兩側有實心圍欄的環形單一縱隊匝道的原因之一。這樣的匝道可以使得牛比較鎮定，實心的圍欄可防止牛因為看到匝道外移動的人或物而受到驚嚇，環形的匝道運作起來也比直線形的匝道順暢，因為看不到前端的人，每頭牛都會以為自己要回到牠原本的地方。

因為了解動物的這些敏感之處，所以我能想出辦法來安撫動物園中情緒不穩的羚羊，當時其他人都不相信，有人能訓練牠們配合接種流程。接種流程通常會讓動物十分緊張，因為牠們不是得被鎮定劑鏢射擊，就是得被人擒住。羚羊經過訓練是可以接受新的流程及陌生景象和聲音的，只要訓練者能在牠們大快朵頤之時，逐步和緩地引進這些事物。我曾與梅根．菲利普斯（Megan Phillips）、溫蒂．葛拉夫翰（Wendy Grafham）、麥特．陸尼（Mat Rooney）這幾位學生一同訓練林羚和斑哥羚自動自發地進入一個膠合板箱，然後站著不動接受驗血和注射等醫療程序。箱子的實心面可以讓這些動物有安全感。獸醫趁著牠們在享受美食時執行任務。訓練過程中，我們必須小心避免讓這些屬於被捕食的動物產生巨大的驚嚇反應，小心地讓牠們對箱門的聲音和開關，以及人伸手到箱子裡碰觸牠們這件事失去敏感度。

這些精明的動物很快就學會進入箱子去大吃一頓，但當獸醫準備驗血時，牠們就開始踢蹬了。為了阻止牠們這麼做，我們撤走食物，直到牠願意乖乖站著配合接種。訓練員需要區別牠們踢蹬是因為恐懼，或僅只是為了避開牠不想做的事。把犒賞的食物拿走能使牠們停止習得的踢蹬動作，但並不會影響牠們恐懼時拳打腳踢的反應。

人們協助失語、低能的自閉症患者時，也同樣需要判斷，他們的哭鬧或其他的偏差行為究竟是恐懼、痛苦導致的，還是習得的規避反應。有時候他們這麼做是因為耳朵承受不了的聲音讓他們很痛苦，或是慣常的事物中突然出現的異動令他們害怕。一如牛和羚羊，自閉症患者畏懼突發的狀況，但有時候他們鬧脾氣，僅只是想引起注意或規避某些活動或課業。有一項研究發現，給重障的自閉成人一樣東西，讓他們在按照時間表去吃中餐或搭公車前，先握在手裡十五分鐘，可以大大降低他們攻擊和發脾氣的行為。吃飯前握的是湯匙，搭公車前握的是玩具巴士。觸覺是他們唯一不因感覺雜亂而混淆的感覺，握著東西可以讓這些人對日常作息中的下一件事做好心理準備。有時候我大發脾氣只是想看看大人的反應，觀察入微的老師分辨得出那是巨大的恐懼反應，還是故意使出的技倆，利用惡劣的行為來規避不想做的事。

人的問題

人的虐待是動物驚恐的首要原因。如果管理階層不能控制工廠員工的行為，即便使用的是世界頂級的設備，也是無益。我開始設計設備的時候，天真的以為如果我能設計出盡善盡美的系統，它就能控制員工的行為。這是不可能的，但我設計的設備只要員工溫和地對待動物，是不太需要什麼操作技巧的。好的工程設計很重要，設計良好的設施可以使得牛在宰殺過程中比較安適、平靜，但員工必須正確地操作系統。粗暴、冷酷的人會讓動物遭受很大的折磨，即使他們使用的是最好的設備。

管理階層的態度是決定員工如何對待動物的最大變數，我想不管在什麼樣的組織裡都是如此。過去十年來，牲畜的處置已有很大改善，經營者也比較注重動物的福利，但仍有改進空間。看到有人虐待動物會讓我心如刀割，尤其是當這種事發生在我設計的系統時。有人購買新的設備，以為它可以取代良好的管理。多年來，我看過動物的處置因管理階層的改變而獲得改善，我也見過它因為一位好主管的離開而變得粗暴、卑劣。一位好的管理者猶如員工的良知，他必須對事物涉入得夠深才會關心，但又不能涉入得太深，否則他會變得麻木不仁。管理者不能仰賴工頭去規範員工的行為，工頭這角色往往對於動物在屠宰場所承受的痛苦變得無動於衷。要求員工善待動物的管理者，如果是屬於工廠的管理階層，通常最能發揮作用。一個遠在總部辦公室的人，通常太不了解屠宰場的真實狀況，所以不會關心。

設立高標準的動物福利法的工廠，對於員工的行為定有嚴格的規範。有位管理者的辦公室所在的地點，可以讓他看見處置待宰牲畜的圍欄和通往屠宰場的牛坡道。如果看到員工毆打或鞭打牛，他會把工頭叫來。每日處理數千頭牛的員工經常會變得粗心大意、冷酷無情。實際執行宰殺的人應當輪替，且為了員工的身心健康，應該將宰殺的步驟完全自動化。自動化的宰殺在速率很高的工廠尤其重要，因為他們每小時要處理的牛超過一百五十頭。一個人如果每天要射殺幾千頭牛，會變得麻木不仁。速率慢一點，員工就能帶著尊嚴，慈悲地執行他的工作，並懷著敬重的心對待每一隻動物，而在高速率的情況下，一個人也只能刻不容緩地對接踵而至的牛執行他的工作。

管理階層也必須願意投入時間和精力，去改善管理動物的方法。員工需要接受訓練，以了解牛的行為，及利用牠們天生的本能來遷移牠們。受過訓練的員工會懂得算好牛群行進的時間，以便牠們能跟著領頭牛走。每一批牲畜都必須在前一批的最後一頭牛正走進單一縱隊匝道時，被引領到匝道。如果下一批牲畜被驅趕得太快，牛或豬都會因為無處可走而調過頭來。我最愛的莫過於看著我設計的工廠能夠順暢、有效率地運作，知道動物獲得人道的對待。

我很驚訝，竟然有這麼多人以為芝加哥的屠宰場仍是「野蠻的叢林」。其實早在三十多年前，芝加哥的屠宰場即已消失。當我在飛機上跟同機的乘客談到我的工作時，很多人都會問我宰殺牲畜是否還用長柄大鐵鎚。一九五八年的人道屠宰法案，已禁止所有與美國政府交易的肉類加工廠這麼做。一九七八年，這項法案更進一步囊括所有在聯邦政府監督下，從事州際貿易的肉類加工廠。人道屠宰法案規定，廠商必須讓牛、豬、綿羊、山羊在宰殺前失去痛覺，但這項法案並不包括家禽或宗教祭典的宰殺。法案規定使用囚禁螺栓驚厥、電驚厥，或者二氧化碳瓦斯讓動物感覺不到痛楚。囚禁螺栓是將鋼栓鑽入動物的腦，讓牠在瞬間死亡，作用一如槍。電驚厥是讓高安培的電流通過牲畜的腦，讓牠瞬間失去意識，作用就像用在人身上的電痙休克治療，如果方法正確，動物會即刻失去意識。

常有人問我，動物怕不怕血？同樣的，我的回答是：比起血，更讓動物害怕的是讓牠們分心的小事物。較為鎮定的牛流出的血液或排出的尿液似乎沒有什麼影響，但受到很大驚嚇的牛流所流的血，可能含有一種叫做「恐懼氣味」的物質。較為鎮定的牛會乖順地走進有血的牛槽，但如果一頭牛陷入極度的緊張長達五分鐘以上，往往會使得下一頭牛不肯進入。

束縛設備的設計

許多人設計束縛動物所使用的系統時，不會考慮它給動物的感受。有些工程師竟然連尖銳的邊緣會刺傷動物都不知道，打造出來的器具不是壓傷就是刺傷動物。進行醫療或宰殺時用來固定牛或豬的束縛設備，往往將牠們擠壓得太緊，或將牠們固定在一種很不舒適的姿態。我擅長設計這類設備的其中一個原因，就是我能夠觀想設計出來的機具會讓動物有什麼樣的感受。我可以想像自己是頭六百公斤的食用牛，去感受那個設備。一個溫和的人操作，會是什麼感覺？一個粗暴的人操作，又是什麼感覺？當我看見有人將擠壓槽裡的動物擠壓得太緊時，我全身都會痛。

我在肉品工業的一項使命，就是廢除潔淨屠宰場使用的腳鐐吊升機束縛法。潔淨屠宰違反動物福利的最大問題，在於一些屠宰場在束縛動物時所採用的恐怖手段。束縛法絕對不能與真正的猶太教祭典上使用的儀式宰殺（shehita kosher cut）相提並論，因為潔淨宰殺的對象是保有完整意識的動物，它使用的是一種特製、又長又直的砍刀，極其鋒利。如果照著《塔木德經》（譯注：猶太教的法典）裡條列的法規正確地執行宰殺，動物似乎感覺不到痛。《塔木德經》言明宰殺時不得有絲毫猶豫，切口不可又在砍刀之上閉合。刀身必須完美無瑕，沒有任何缺口，因為缺口會導致痛楚。

十五年前，我參觀愛荷華州史班塞市的史班塞食品工廠（Spencer Foods）回來後噩夢連連，讓我我永生難忘。那家工廠現在已經不在了。我目睹戴著橄欖球頭盔的員工給一頭牲畜掛上鼻鉗，這頭牲畜被套著牠一條後腿的鐵鍊懸吊著，全身不停地扭動。每隻驚恐的動物在員工電棒的驅迫下，跑進一個狹小的隔間裡，隔間有個滑溜溜、四十五度角傾斜的地面，使得動物一進去後就會滑倒，以利員工在牠的後腿套上鐵鍊。看著這個恐怖的景象，我心想：「這不應該發生在一個文明的社會。」我在日記裡寫著：「如果有地獄，那就是我此刻所在的地方。」我誓言，要將這家地獄工廠汰換為較慈悲、溫和的系統。

十年前，紐約的家畜保護評議會（Council for Livestock Protection）聘我研發一套潔淨宰殺小牛時使用的人道、站立式的束縛系統。這個評議會是由美國人道協會（the Humane Society of the United States）、美國動物保護協會（the American Society for the Prevention of Cruelty to Animals）、動物基金會（the Fund for Animals）、麻州動物保護協會（the Massachusetts SPCA）、美國人道聯盟（the American Humane Association），和其他團體共同組成的。它是在一九七〇年代初期成立的，目的是淘汰腳鐐和懸吊，改用較人道的束縛法。那個時候，潔淨宰殺大型牛隻已有站立式的束縛設備，但小牛和羊沒有。一九五八年人道屠宰法案通過時，潔淨宰殺被免除了不得使用腳鐐和懸吊的限制，因為除了這套方法，當時並沒有其他人道的方法，來束縛意識完全清楚的動物。

康乃狄克大學的瓦特・吉格（Walter Giger）、唐・金斯曼（Don Kinsman）和拉夫・普林斯（Ralph Prince）證明，人們可以讓小牛跨坐在移動的輸送機上，以這種讓牠舒適的方式來抑制牠的行動。小牛有如人騎馬一樣地跨坐在輸送機上，腹部和胸部下方都受到支撐。輸送機兩側還有堅實的面板，可防止牠傾斜墜落。這些康乃狄克研究員的想法很好，但我必須研發出許多新的組件，以打造出一套適用於量產的屠宰場的系統。為了讓這套新系統發揮功能，我需要解除所有會讓動物不適的壓力點，例如腿關節處不適的壓力會讓小牛掙扎、抗拒束縛。解除壓力點，小牛就會鎮定、安靜了。

不管是傳統屠宰，還是潔淨屠宰，輸送機這套束縛系統都有一個優點，就是它可以一頭接一頭地輸送牛，每頭牛的頭都靠在前一頭的臀上。因為觀察過牛，所以我知道，牛如果能碰觸到彼此會比較鎮定。既然牛彼此之間一直保持著身體的接觸，牠們在屠宰場會比在科羅拉多州立大學實驗廠的擠壓槽來得鎮定。同時我也觀察到，牛習慣在行進時排成一縱隊。俯瞰一片牧牛的草地，你可以看到小小的、三十公分寬的牛步道。以一縱隊行動是牛的天性，這是為什麼讓牛魚貫而入的處置系統效果最好。

我告訴人們，牛的宰殺可以很祥和、平靜、人道，但很多人不相信。有些屠宰場，不僅牛能完全保持鎮定，員工也兢兢業業。有一家大型屠宰場，每小時會有兩百四十頭牛快速地走上坡道，自動地進入雙槓的輸送束縛機，看起來就像是牠們要去讓人擠奶一樣。每一頭肥肥胖胖的食用牛跨過束縛機的入口，然後在輸送機上安頓下來，一如坐上公車的小老太太。大部分的牛只要有人拍拍牠的屁股就會進入束縛機。既然通過這套系統時，牠們是一個接著一個地排成一縱隊，牠們從頭到尾都沒有跟夥伴們分開。這家屠宰場的系統裝設得非常完善，且燈光明亮。如果屠宰執行得當，牛感受到的壓力和不適，甚至比在醫療槽的處置程序中感受到的不適還要輕微。

身為自閉症患者，我能夠了解牠們的感受，因為我知道半夜汽車的喇叭聲讓我膽戰心驚的感覺。我過度敏感的感覺和過度強烈的恐懼反應，可能比較接近被捕食的動物，而比較不像一般人。人們往往疏於觀察動物，最近我參觀了一家屠宰場，發現那兒的牛被氣動柵門發出的空氣嘶嘶聲嚇壞了。每當柵門打開或關上的時候，牛就畏縮地倒退走出牛槽。牠們的反應就像看見一條響尾蛇一樣。在我看來，牠們顯然是害怕那發出嘶嘶聲的空氣，可是其他的人卻沒察覺。購買幾個空氣消音器便解決了這個問題。嘶嘶聲不見了，牛也不再懼怕那扇柵門。一切所需的只不過是牛的觀點。

找出並解決偏差行為背後的問題（**新版新增單元**）

若想知道我在處理動物方面的最新資訊，最好是讀我的《動物行為解讀》（*Animals in Translation*）。不過在此，我還是想針對偏差行為的動因說幾句話。不論是動物的行為，還是自閉症患者的教育，人們犯的最大的錯誤就是誤判行為的動因。在詮釋動物的行為時，人們經常將恐懼誤認為兇惡。懲處恐懼所引發的行為，往往只會讓情況更糟。有些自閉症患者經驗到感覺超載時，會感受到莫大的恐懼，當他的感覺系統已經處於超載的狀態時，對他大吼是不智的，那只會增加他的恐懼。

面對失語的自閉症患者，你必須有敏銳的覺察力，去找出摔東西或咬人這類偏差行為背後的原因。首先你要考慮，患者是否身體上有他說不出來，而你也看不見的問題。一個向來平和、乖順的人突然變得暴戾，肇因可能是身體上的病痛。胃灼熱或胃酸逆流是自閉成人常有的問題，一些簡單的方法或許可以解決這個問題，例如將床頭升高十來公分、吃過後不要躺下、服用抗心灼熱的藥。便秘是另一個普遍的問題。其他可能造成行為偏差的不適還包括牙齒的問題、耳朵發炎、鼻竇炎。曾經有個安安靜靜的小男孩將一顆豆子塞進了鼻子，自此他開始在課堂上擾亂秩序，直到豆子被拿出來。

感覺障礙是另一個導致行為偏差的原因。如果行為問題發生在患者剛剛轉換到一個新的環境時，那麼感覺敏感度可能就是原因。患者可能會因為害怕聽到煙霧警報器震耳欲聾的聲響，而大吵大鬧。如果房間裡的煙霧警報器曾經警鈴大作，患者可能會害怕回到那個房間。看到一支手機也可能會引發恐慌，因為它隨時會響，改變鈴聲或許可以解決這個問題。此外，螢光燈或其他患者無法忍受的刺激也都是可能的原因。

尋因與對策：失語自閉症患者之偏差行為

第一步：了解是否是隱藏的病痛造成的

第二步：了解是否是感覺上的問題造成的

第三步：如果可以排除上述兩項，了解偏差行為是否有行為上的動因

行為上的動因主要有三個：

1. 他在嘗試溝通。2. 他想引起別人的注意。3. 他想規避他不想做的事。市面上有許多好書可以讓你知道，如何解決偏差行為的問題，例如《行為策略寶典》（*Treasure Chest of Behavioral Strategies*）。一旦你找到了行為的動因，你便可以對症下藥，對他進行行為矯正訓練。如果溝通是問題的癥結，那麼他需要的可能是一套溝通系統，如「照片分享」或照片欄。如果他是想引起注意，那麼不理會他的偏差行為或許能奏效。如果他是想規避他不想做的事，你必須先確定真正的問題是不是感覺過敏，如果不是，那麼就冷靜地引導他，回到指派的事項上，或者是改變指派的事項，讓它更具吸引力。

其他介入的方法，還包括藉由職業療法來穩定神經系統，以及特定的飲食和營養補充劑。有些青少年和成人會需要藥物治療，醫生萬萬不可在每次危機出現時增加劑量或藥物，這是錯誤的做法。激烈的運動課程也有助於安定神經系統。合併醫療、行為、營養或藥物的對策通常效果最好。

恐懼連結

看到一件普通的東西，自閉症患者可能會驚慌失措。一件藍色的外套引發恐懼，可能是因為上回火警警鈴大作時，他正在穿那件藍色外套，於是那件外套便跟火警的警鈴連結了。感覺導致的恐懼連結在動物界是很普遍的，我曾看到一匹馬害怕黑色牛仔帽，但牠對白色牛仔帽和球帽沒有反應。牠會怕黑色牛仔帽，是因為牠曾在盯著一頂黑色牛仔帽時遭人施虐。另外有一隻動物害怕尼龍夾克的聲音，也因為它讓牠聯想到受虐的經驗。恐懼記憶是以圖像、聲音、氣味或觸感儲存的，既然不會說話的自閉症患者對氣味很敏感，那麼一種氣味很可能會跟他厭惡的某種刺激，例如在超市經驗到的感覺超載，連結起來。買回家的一種不同品牌的洗潔劑，可能會令患者聯想到他在當地超市的洗潔劑走道上發生的那場「大災難」。

強烈的恐懼記憶難在它永遠無法抹去。人或動物可以學會克服恐懼，腦部可將一種信號傳送到情緒中樞，來關閉記憶中的那個「電腦檔案」。檔案可以關閉，但無法刪除。動物的恐懼記憶有個討厭的習性，那就是它們還是會突然蹦出來，即便牠已經學會克服恐懼，特別是高度敏感又神經質、很容易受到驚嚇的動物。如阿拉伯馬，會因為遭到嚴重的凌虐，心理受到極大創傷，以致可能永遠無法完全走出恐懼。天性較為鎮定的動物，比較容易學會關閉記憶中的一個恐懼檔。維持長久的恐懼記憶有助於動物在自然界裡生存，忘記上回在哪兒看見獅子的動物是活不久的。

第九章 藝術家與會計師

理解動物的思想

很多人對記憶高手超凡入聖的技藝嘆為觀止。據聖地牙哥自閉症研究院（Autism Research Institute）的伯納．李姆藍（Bernard Rimland）所稱，十個自閉症患者當中，大約就有九個具有神乎其技的能力。有的就像日曆推算師，可以告訴你任何一個日期是當年的星期幾。有的可以在第一次聽到一首樂曲之後，完整地彈奏出來。還有的記得城市的每一條街或圖書館的每一本書。另有一些能夠在一列數字中快速地指認所有的質數，雖然他們連基本的算術都不會。葡萄牙的一位研究員漢斯．威領（Hans Welling）推測，那些數學很差卻能區別質數與非質數的天才白痴，可能是靠視覺去分析數字的對稱性。

天才白痴在學習其他技能時通常是障礙重重，譬如說社交技能。有位母親告訴我，她十幾歲的兒子，是電腦程式設計的高手，但是他就是無法了解金錢的意義。天才白痴記得住大量的資訊，卻不懂得如何有意義地運用實物。他們的記憶術遠超過常人，但是認知能力卻嚴重不足，有的甚至連牛和其他動物都能輕而易舉做到的簡單類推，他們都做不到。

電影「雨人」中描述，一位自閉的天才白痴如何在拉斯維加斯擊敗了賭場，他在二十一點的牌局中數牌的技藝，其實一點也不足為奇，所需的只是高度的觀想和專注力。我無法數牌的唯一原因，是因為注意力再也無法那麼集中。我的觀想力沒有改變，但我已不再像過去那樣能夠在腦中長時間守住一個影像。當我觀想一套設備時，會把它當做劇情片一樣去剪輯影像。我可能一會兒從地面的角度去觀想這套系統，一會兒又從另一個角度去看它。我已經無法在想像中守住一個連續不斷的影帶。我猜，真正的數牌高手，腦子就像固定在三角架上的錄影機，持續攝錄同一個場景。他們腦子裡的錄影機長時間固定在同一個拍攝位置。一旦這個天才白痴將注意力鎖定在一件事上，他就很難轉移注意力。要是我們能將一部錄影機的插頭插進他的腦子，讓他的視像記憶在電視上播放出來，很可能會看到一部冗長、自定點拍攝的家庭電影。這種持續守住一個影像的高度專注力，卻也可能也是大多數天才白痴行為僵固、不知變通的原因。

蘋果與柳丁，該怎麼相比？

我對屬於極端型的自閉天才白痴最感興趣的一點，是他們並不符合瑪麗安．史丹普．唐金斯（Marian Stamp Dawkins）為思考所設的一個重要的標準。唐金斯是哈佛大學的研究員，也是少數研究動物思想的專家之一。她為本能的行為和真正的思考做了一個清楚的界分。一如電腦的主要操作程式，本能是設定在動物體內的行為模式。有些本能是根深柢固的，就像電腦的硬體設備，有的則能被經驗修改，小牛跟隨著媽媽就是本能行為的一個例子。動物亦能學習不受本能支配的行為，例如母牛很快就能學會在下午四點列隊接受擠奶。不過母牛在擠奶時排隊，或是跟在餵食的卡車後面跑，這些僅僅是單純的刺激制約產生的反應行為。動物也有能力學習簡單的經驗法則，牠記得當綠燈亮的時候有東西吃，或紅燈亮的時候要跳越柵欄，免得遭到電擊。然而要確定動物是否真的在思考，就得測試牠們在陌生、無法依賴簡單的經驗法則狀況下的反應。唐金斯審閱的眾多研究清楚顯示，動物能夠思考，也能在陌生的情境下運用過去的經驗解決當前的問題。動物有舉一反三的能力，即便牠們不會使用語言。

唐金斯的研究不禁讓人進一步質疑，無法類推的自閉兒究竟能不能思考。比方說，你可以教一個典型的肯納型自閉症患者，不要跑到家門口前那條車多的馬路上，因為那是危險的。不幸的是，他往往無法將這個知識類推到另一個人家前面的馬路。同樣的，這個自閉症患者或許能學會如何在 Safeway 超市買一塊糖，卻不知如何在 Walgreens 超市買同樣的東西。這樣的人無法理解跟他們記憶中的影像有任何差異的事物。

這麼說來，根據唐金斯的標準，自閉的天才白痴並沒有真正的思考能力。跟我一樣的自閉症患者，雖然能夠符合她對思考能力所設定的標準，但對那些聲稱語言乃思考之要素的科學家而言，我是不具思考能力的。

當一位頗受尊崇的動物科學家告訴我動物不會思考時，我答道：果真如此，我只能說我也不會思考了。他無法想像，人可以用圖像思考，也無法將之認定為真正的思考。我的思緒是許多語文思考者無法理解的世界。我注意到最有可能認定動物不會思考的人，往往就是語文思考能力很強而觀想能力很差的人。他們在需要語文或序列式思考的事項上表現優異，卻看不懂設計圖。動物很可能是靠圖像以及氣味、聲、光的記憶來思考的。事實上，我的視像思考模式很可能比較像動物，而比較不像語文思考的人。依我看，爭辯動物會不會思考是件愚蠢的事。對我來說，牠們會思考是再明顯不過的事實。我時時都在想像，動物對牠腦子裡的視像會做出什麼反應。既然我的想像會有畫面出現，我想那應該也是動物腦子裡的畫面。語文思考與圖像思考之間的差異，或許可以解釋為什麼藝術家與會計師無法了解彼此，他們就像蘋果與柳丁。

動物能思考嗎？

珍・古德（Jane Goodall）、戴安・佛賽（Dian Fossey），和其他研究員都曾證據確鑿地指出，黑猩猩和大猩猩等靈長類動物能夠思考，但只有極少數的科學家承認牲畜也有思考能力。然而，只要管理過牛的人都知道，當牠們熟悉的東西出現在新的地方時，牠們依然認得它們。我的經驗告訴我，這些動物思考時應用的是不連續的視像。牠們能夠將儲存在記憶裡一個視像跟眼前所見做連結。例如，在科羅拉多州立大學的畜牧場進行的一項實驗中，牛每個月要被關進擠壓槽一次，接受驗血，實驗持續五個月。第一次驗血後，每當要驗血的時候，大部分的牛都會自動走進擠壓槽，但有幾頭牛拒絕進去。牠們很明白地表示牠們排斥擠壓槽的哪個部分，因為牠們即使已經自動進入身體擠壓的部分，卻常常不肯將頭放在隔框裡。

顯然，操作控制桿的人在夾緊隔框時過於倉促，讓牛的頭遭到碰撞。意外受到撞擊的動物比較容易在隔框前止步，牠們大都直接行進到擠壓槽，然後自動走入身體擠壓的部分，但就在快接觸到隔框時停下來，因為牠們害怕頭被撞到。有些動物會試探性地將頭伸向隔框，卻又在操作員將隔框夾緊以套住牠們的頸部前，猛地把頭縮回來。牠們的行為就像個膽小的泳者，把一隻腳趾頭伸到冷水裡，然後又倏地抽出來。

五個月下來，牛長大了許多，大到人為操作的擠壓槽已容不下牠們，於是牠們被帶到一個液壓操作的擠壓槽，接受第五次，也是最後一次的驗血。這個液壓槽漆著不同的顏色，看起來跟人為操作的擠壓槽不太一樣。同樣的，通往液壓槽的匝道和圍欄也全變了。當牛走近液壓擠壓槽時，許多牛都停下腳步，不肯將頭置於隔框內。儘管這個擠壓槽換了地方，設計也不同，牠們還是認得它。這些牛已將牠們對擠壓槽和隔框的了解，類推到一個新的場域。

我處置過的牛均有能力將過去習得的技能應用在新的情境中，這也說明了牠們有思考的能力。頭上長有大角的牛，如德州長角牛，有很好的空間感，牠們會在走上近八十公分寬的卡車裝貨坡道時，把頭轉向側面。但從未置身於狹窄的導槽和坡道的幼牛，在入口的地方會撞到角以致無法進入。轉個頭好通過狹窄的地方並非本能支配的行為，動物是透過經驗學會了轉頭。學到這個方法後，牠們就會在進入一個陌生的導槽之前把頭轉過來。一頭有經驗的牛會在走近導槽入口時，別過頭去，不費吹灰之力地進入。

有些鳥的研究也非常巧妙地顯示：連披著羽毛的朋友也會思考。著名的黑猩猩訓練師賀伯．泰瑞斯（Herb Terrace），訓練鴿子按照特定的順序去啄一組亮燈的按鈕以得到食物。這項任務的設計使得鴿子無法應用「紅燈等於食物」這類簡單的經驗法則。所有的實驗都在一個密封的箱子裡進行，並以電腦操控，以確保鴿子不會從訓練師那兒接收到暗示（每當人們評估動物的思考力時，都必須考慮到「聰明的漢斯效應」。漢斯是一匹著名的馬，接受了用踢踏馬蹄的方式來計數的訓練。很多人對牠的表現佩服得五體投地，以為這匹馬真的能數算。漢斯其實不會計數，但牠的洞察力很強，能夠從訓練師那兒接收到微細的暗示）。泰瑞斯設計了一系列的試驗，證明鴿子能夠應用學習到的按鈕順序，來解決新的按鈕問題。

愛琳．派普伯格（Irene Pepperberg）花了很多時間和精力，訓練一隻叫艾利克斯的非洲灰鸚鵡使用語言，而不只是模仿別人說話。她讓牠觀看兩個人的對話，一個會拿起一樣東西，如軟木塞，然後問：「這是什麼？」如果第二個人正確說出這個軟木塞的名稱，牠就會得到第一個人的誇獎，並獲得這個軟木塞。但如果第二個人說的名稱不對，第一個人會堅定地跟牠說：「不對」。艾利克斯在看了很多這樣的對話之後，開始能恰當地使用字彙。訓練的過程是循序漸進的，熟練了一小步，才進展到下一步。

答對了，鸚鵡就會得到那樣東西做為獎賞。牠必須認知，正確的字彙能讓牠得到牠想要的。教重度自閉兒說話的老師也是用類似的方法。羅法斯語言教學法的要素就是看到物件、聽到字彙、連結字彙與物件、連結字彙與獎賞。孩子學會了物件的名稱後，接下來是讓孩子看物件的圖片。對有些重度自閉兒而言，連結字彙與圖片是件困難的事。

班哲明．貝克（Benjamin Beck）審閱了大量發表過的科學文獻，找到更多動物會思考的證據。很多人都知道猴子和黑猩猩能夠使用工具，然而貝克發現許多文獻顯示，鳥類以及非靈長類動物也會使用工具。工具使用是動物能夠思考的另一個徵象。大象會將連根拔起的樹推向電柵欄，把它撞破。有隻象甚至會利用一根竹枝刮去身上的一條水蛭。愛斯基摩的傳說中盡是北極熊朝海豹丟冰塊的故事。我曾目睹海鷗攫著甲殼類的水中動物，飛至鋼造船庫的屋頂上方，將獵物投下，好把它們的外殼撞破。海鷗也會將蛤蜊投到馬路上，等著車輾過，讓裡面那一小塊佳餚露出來。貝克的文獻探討顯示，鳥能夠透過觀察學習使用工具。在一個被囚禁的群落中，有一隻藍背鳥學會使用工具去搆東西，其他五隻藍背鳥看著看著，也學會了。還有一隻加拉巴哥雀，平常不會使用棍子來搆東西，但看到另一種鳥使用這樣的工具後，也學會這麼做。

我在伊利諾大學的畜牧場讀研究所的時候，有一個豬圈裡的豬學會將柵欄鎖在牆上的螺栓鬆開。每次我把螺栓鎖回去，牠們就用自己的小舌頭把螺栓旋開。而且那個豬圈裡的五頭豬全都學會了這個把戲。我阿姨有匹馬會把頭穿進柵門，把門提起來，鬆脫絞鍊；而每座大養殖場都有一、兩頭牛擁有足以匹敵人類逃脫高手的技術。有一回，我親眼看到一頭六百公斤的混種婆羅門食用牛縱身越過六個兩公尺高的柵門，簡直就是騰空而過。馬要躍過一個柵門都得先跑一段路，而這頭婆羅門牛竟能像飛躍的鯨魚般騰空而起，輕而易舉翻越柵門。絕大多數的牛都安於待在圍欄裡，不會企圖跑出去，但一頭公牛要是學會了如何突破有刺的鐵絲圍欄，牠是關不住的，因為牠已知道，只要擠壓柱子就不會被刺到。柵欄關得住牛，只因牠們不知如何突破它而已。

夏威夷大學正在訓練海豚理解象徵性的手語。訓練的第一個階段是由一個人比出手語，代表一套簡單的指令。海豚學會根據這個人的指令做出一連串的動作之後，接下來便讓牠看這位訓練師的錄影帶，以防止聰明的漢斯效應。訓練師將那些簡單的指令句子重新排列，成為數百種不同的組合，以免海豚記住一套固定的程序。海豚很快便能將一個真人給的指令，類推到錄影帶裡的人。第三個階段，為了更進一步防堵訓練師透露線索的可能，訓練師穿著黑色衣服，背後襯著黑色布幕。雖然海豚只能看見訓練師的白手套在黑幕前比著手語，但牠們還是能夠理解攝錄的手語。到了這個階段，海豚看到的是比較抽象的影像，也準備好開始學習字彙的象徵性意義。

身為一個視像思考的自閉症患者，我的經驗讓我明白，並非語文或序列式的思考才算真正的思考。早在知道視像和語文思考者的差異之前，我就認為自己的思考是貨真價實的。我並不認為動物、正常的人，以及自閉症患者的思考方式是一樣的，但我確信，認清他們有不同的能力、不同的思考和表達方式，便能增進彼此的連結和了解。科學界才正要開始證明，穿網球鞋的小老太太老早就知道的：「小狗菲菲真的能思考。」

鳥類的特異功能

鳥的遷徙能力來自牠們的特異功能。特異功能可能是古老的記憶顯影系統，只不過後來被較高等的思考力所掩蓋。義大利的佛羅里安諾．帕比教授（Floriano Papi）寫過一本很重要的書，叫《動物返回棲息地的本能》（*Animal Homing*），探討動物和鳥類遷徙和回到棲息地的能力。自古羅馬帝國，信鴿便被用來傳遞信息。被關在籠子裡帶到遠方的鴿子，究竟是如何找到回家的路呢？

鳥的飛航憑藉的是一種與生俱來、能偵測到地面磁場的知覺，以及牠們所習得的記憶。在有些鳥身上，這個天生的磁場偵測系統還搭配了天生的遷徙本能。這使得牠們能夠朝著大致正確的方向飛行，不過要準確無誤地回家和遷徙，記憶裡的資料也很關鍵。如果一隻幼鳥和一大群鳥一同遷徙，牠只要知道地標和其他像是群星和太陽方位這類的訊息即可。有些鳥，例如歐洲的短頸野鴨，能夠分辨並記住群星。帕比陳述，有的鳥甚至能在視覺上校準群星的位置，排除地球於不同季節的自轉所造成的誤差。這種能力跟那些天才白痴強大的視覺記憶力似乎大同小異。

克拉蕊．帕克斯（Clara Parks）有個藝術才華洋溢的女兒，她注意到，當她的女兒在畫自家的房子時，畫中的群星位置非常精準。帕克斯太太說，她的女兒有一對照相機般的眼睛。或許她的視覺能力與鳥的導航能力有共通之處。這解釋了鳥的遷徙能力，但卻並不能解釋一隻信鴿如何能飛越牠從未見過的風景，成功回到牠的棲息地。鴿子飛越熟悉的地域時依賴的是視覺上的地標，但飛越陌生的地域時，牠們依賴的是氣味。當鴿子離開棲息的鴿舍，被載運到放行的地方時，牠會記得一路上的氣味，然後利用這些嗅覺上的線索回到棲息地。失去嗅覺的鴿子會迷路，但如果運送牠們的箱子將氣味隔絕在外，那麼嗅覺沒問題的鴿子也會迷路。視覺地標似乎是鳥兒飛回棲息地時偏好的方法，但當牠發覺自己飛在陌生的領空，見不到熟悉的地標時，牠會「換檔」，使用嗅覺線索。這時牠運用的可能是「氣味圖像」。

有相當高比例的自閉症患者擁有非常敏銳的嗅覺，因此他們受不了強烈的氣味。說起來很尷尬，但我承認小時候自己常像狗一樣，去嗅別人身上的氣味。不同的人有不同的氣味，這點讓我覺得很有趣。有些動物擁有高度發展的知覺，比人還要敏銳。獵犬能靠氣味追蹤逃犯好幾哩路，掠食類的鳥擁有比人還敏銳的視覺，還有許多動物聽覺十分敏銳，聽得見人類聽覺接收不到的高頻率聲響。很多自閉症患者也擁有這些高度敏銳的知覺，他們在課堂上無法專心，因為他們可以聽見另外三間教室裡的說話聲。我經常注意到有些自閉症患者，感覺跟動物一樣敏銳。

牲畜的情緒

一個大型養豬場的負責人曾一本正經地問我：「豬有沒有情緒？」對他來說，豬只是豬肉的來源。我說過，豬的思考和學習能力不限於制約的刺激反應，但牠們能否感受到真實的情緒呢？一隻護衛小豬的母豬，或遇見獅子驚慌奔逃的羚羊，與人在類似情境下的感受是否一樣？即便是一隻母雞，行為的背後也可能有強烈的動機。圭爾夫大學（University of Guelph）的艾恩．杜肯（Ian Ducan）發現，一隻母雞會推開一扇很重的柵門到雞舍去，卻不願推開一扇很輕的柵門到一隻公雞那兒。這樣的行為究竟是不是情緒使然？

剛開始發展事業時，我在亞利桑那州瑪麗卡波郡（Maricopa）的凱利養殖場跟兩頭寵物公牛變成了朋友。當時，我在為一家肉類加工廠設備製造公司拍一些照片，因為廣告代理商需要一頭威嚴雄壯的安格斯公牛在亞利桑那藍天下的照片。為了拍這張照片，我先躺臥在地上，等著牛向我走過來。當人跪下或躺下來，讓自己看起來沒那麼龐大時，牛會比較敢接近。這兩頭黑色的公牛不介意我碰觸牠們，下午快結束的時候，牠們還讓我撫摸牠們。起先，牠們似乎很膽怯，但後來開始喜歡我的觸摸，還伸長脖子要我撫摸牠們的頦下。

兩週後，我回到養殖場，想看看牠們是否還記得我。我把車停在牛舍的前面，只見那兩頭黑牛立刻跑過來，站在柵欄邊，伸出頭要我撫摸牠們，即便我沒有帶東西給牠們吃。牠們只是單純的想被觸摸。

無論是在牲畜還是野生動物中，我們都可以找到很多其他的例子，顯示牠們很渴望從人那裡得到愉悅的撫觸。成為寵物的母豬會翻過身來，袒露肚子，要人搔癢。在一座畜牧場裡，有一隻寵物母豬，如果有人經過卻沒有停下來搔搔牠的肚子，牠會發出尖銳的叫聲並且焦躁起來。如果有人停下來撫摸牠，牠就會躺下來，伸展四肢，一副無比幸福的模樣。德州一個野生動物保護區裡的犀牛也會索求人的撫摸。人們來到牠們的圈地時，有隻老兄甚至會倚靠著柵欄站立起來，好讓訪客撫摸牠的後腿和軀體連接處的敏感帶。等被撫摸過，又吃了幾個柳丁之後，牠會開始沿著圍欄跑，像春日下的一頭小牛般蹦蹦跳跳。在我看來，牠很快樂。

講求客觀證據的科學家，並不認為這些例子能證明動物有情緒。不過已有科學家證實，實驗鼠能夠認得熟人並能把他找出來。心理學家漢克．戴維斯（Hank Davis）發現實驗鼠會對撫摸牠、照料牠、餵牠的人產生情結。把一隻老鼠放在桌上，一邊是牠熟悉的照料者，一邊是個陌生人，牠會觀察兩個人，但通常會選擇牠熟悉的那個人。幼小的哺乳動物和鳥類跟母親分開時，大都會非常不安。小牛斷奶的時候，母牛和小牛都會不斷吼叫，可長達二十四小時之久，有的小牛甚至會叫到聲音嘶啞。

牛也會因為牛舍裡的同伴離開而吼叫，特別是霍斯坦牛。牠們天性鎮定，人們很容易就能觀察到牠們的社交行為，因為牠們通常不太介意有人在旁注視牠們。我曾見過霍斯坦牛對著卡車上離去的同伴吼叫。留下的牛望著被養得肥肥胖胖的同伴走上坡道，登上即將運送牠們往漢堡店的卡車。兩頭食用牛凝視著卡車轉彎駛離停車場，其中一頭伸長脖子朝著卡車大吼，卡車上的同伴也隨著號叫回應。善良的飼養場負責人擔心，他的牛是不是知道自己快要死了。其實牠們不可能知道，牠們只是不喜歡跟兄弟們分開。加拿大薩克其萬省大學的裘．史圖基（Joe Stookey）與同仁的研究，證實了牛不喜歡獨處；在他們的研究中，牛在量體重時，如果能看到前面的那頭牛，會比較安靜地站在磅秤上。

對於動物的壓力和恐懼反應所進行的研究，或許能提供更多有力的證據顯示動物的情緒其實跟人很相似。以老鼠、貓、牛、豬、猴子、和許多其他的動物為對象的研究不勝枚舉，它們都顯示當動物受到驚嚇時，血液中的可體松（壓力激素）值會上升、腎上腺素會湧入全身、心跳和呼吸速率會增加，以備戰鬥或逃離危險之需。研究顯示，恐懼是哺乳動物和鳥類都有的情緒。人當然也有相同的這些生理反應，一個在都市街上遭行兇搶劫的人，跟被掠食者追捕的動物一樣，腎上腺素、心跳和呼吸速率都會升高。不論是動物還是人，恐懼都會引發戰或逃的反應。

恐懼對牲畜的生育能力有非常不良的影響。澳洲科學家保羅．漢姆斯沃斯（Paul Hemsworth）發現，懼怕人類的母豬所生的小豬數量比較少。研究員根據母豬需要多少時間才會走向一個陌生人，來鑑定其恐懼程度。測量時，每一頭母豬都被放在一個小小的圍欄裡，跟一個陌生人在一起。相對於其他的豬，曾受到工作人員不當對待的豬需花較長的時間才會走向陌生人、去碰觸他，而其體重的增加也比較少。

更深入的研究顯示，溫柔的關照不僅能提高生殖力，也能增加體重。澳洲許多大型養豬場展開了一個訓練課程，來改善員工對待豬的態度。當工作人員對豬的行為越來越了解、對豬的行為背後的原因越來越關心時，豬的生殖力也提高了。在員工態度改善的養殖場，每頭母豬生產的小豬數量增加了百分之六。員工對豬有良好的態度，就會表現出較多的獎勵行為，例如撫摸，和較少的懲戒行為，例如掌摑。漢姆斯沃斯也發現，經常被掌摑的豬雖然學會了避開人，但仍然非常焦慮，以致壓力激素經常上升，體重的增加也趨緩。顯然周遭有人讓牠們備感威脅。

其他動物也有能力防範不愉快的經驗。在一項研究裡，曾在束縛槽受到驚嚇的乳牛，六個月後在走近同一個束縛槽時，心跳速度遠快過曾經被束縛在同一個槽內但沒受過驚嚇的乳牛。

解剖學與神經學的檢測

最能確切證明動物有情緒的，或許是腦解剖和神經生理學的研究。這些證據足以改變懷疑者的想法。我曾在伊利諾大學的醫學院旁聽一門腦解剖的課。我解剖過很多牛和豬的腦，但在這門課上，我第一次看見一個真正的人腦長什麼樣。當這個腦從中間被剖開時，我驚訝地發現它的邊緣系統，也就是與情緒有關聯的腦部位，和豬的邊緣系統幾乎一模一樣。以整體結構而言，人腦和豬腦只有一個主要的不同，就是大腦皮質的體積。人與豬的邊緣系統，體積不相上下，但人腦的邊緣系統被一大片厚實的大腦皮質覆蓋著，彷彿一株生長過盛的花椰菜，把腦幹團團圍住。就是大腦皮質這個部分給了人較高等的思考能力，情緒中樞則被它深深埋在下面。

人和狗、貓、牛、馬等其他高等哺乳動物的腦，其主要的不同就在於大腦皮質的體積。動物和人的腦都能從邊緣系統接收到情緒信號，但因為人腦處理訊息的能力比較強，所以他們的情緒表達也比較複雜。一個悲傷的人也許會寫一首美麗的詩，而一隻獨自留守家中的狗可能會哀嚎、抓門。情緒即使相仿，但表達的方式大異其趣。

人和高等哺乳動物腦內的化學信差系統是一樣的。腦細胞之間的信息傳遞靠的是叫做神經傳導物質的物質。血清素這種神經傳導物質濃度高的時候，人或動物會比較鎮定、比較少有攻擊行為。百憂解會讓人感到比較安適，正是因為它能增加血清素的濃度。其他的神經傳導物質還包括正腎上腺素、胺基丁酸、多巴胺、腦內啡。胺基丁酸是腦部自己製造的天然鎮定劑，化學結構和煩寧相似。腦內啡則是腦部自己製造的鴉片，Naltrexone這類的藥可用來治療海洛因吸食過量和酗酒問題，就是因為它們能阻斷腦內啡的功能。多巴胺和正腎上腺素具活化作用，一些常用來抑制精神分裂症患者荒誕不經的妄想和幻覺的藥，就是用來阻斷多巴胺的作用。

有關抗鬱劑和鎮定劑作用於動物身上的研究，為人和動物有著類似的情緒提供了最有力的證據。現代獸醫師將治療人的焦慮和強迫症的藥用在狗、貓、馬身上。賓夕凡尼亞州立大學獸醫學院的凱倫·歐佛奧醫生（Karen Overall）最近的一門專題研討課，儼然就像美國精神醫學會的研討會。

作用和百憂解相仿的clomipramine，目前被用來治療馬和狗的強迫性行為。有這種問題的人可能每天會花上兩個小時洗手，而狗過度梳理毛髮和舔拭會造成傷口。在許多案例裡，一個劑量的clomipramine即可抑止這種行為。任職於國家精神衛生院的裘蒂絲·拉朴波特醫生（Judith Rapoport），一位強迫性行為的專家，認為人的這些症狀可能源自腦部較古老的部位，亦即人與動物共有的區塊。

阻斷腦內啡的Naltrexone不僅能停止自閉兒的自殘行為，對馬也有同樣的功效。一如少數重度自閉症患者會咬自己或打自己，對自己造成傷害，神經緊張、被關在馬廄裡的種馬有時也會啃咬自己的胸部。麻州塔夫茲獸醫學院（Tufts Veterinary School）的尼克．達德曼醫生（Nick Dodman）發現，Naltrexone能夠減少或終止這種行為。他也使用百憂解、β阻斷劑、必治妥（busperone），和癲通（carbenmazepine）來控制狗的攻擊性行為，得到很好的效果。有時音樂家和演員會在演出前服用β阻斷劑如恩特來（propranolol），來減輕焦慮和恐懼感。恩特來對狗也同樣具有緩解恐懼的作用。甚至狗的過動症也可使用利他能（methyl phenidate）來治療，無論是對過動的孩子還是過動的狗，利他能都有鎮定作用。

我認為人與動物大部分的基本情緒，在神經機制方面是相仿的，差異在於情緒表達的複雜性。情緒有助於動物在野生環境中生存，因為它們提供動物強大的動力，來逃離掠食者、保護新生的後代。動物的本能指的是根深柢固的行為模式，例如交配的習性，但激發這些行為的是情緒。動物會尋找一個隱密、遠離掠食者的地方做為棲身處，很可能是恐懼驅使的，不過對饑餓的動物來說，恐懼就不是主要的情緒了。饑餓與恐懼都是強大的動能。

如同被捕食的動物，許多自閉症患者的主要情緒也是恐懼。當我在視像象徵世界裡勾勒自己的人生藍圖時，我並不知道，大多數的人並非隨時都生活在恐懼的驅迫下。恐懼激化了我的固著性偏好，而設法緩解恐懼成了我的生活重心。我更加積極在視像象徵中探索，我以為只要能洞悉自己的人生意義，就可以擺脫恐懼，所以後來每件做過的事都在我的視像藍圖裡被賦予象徵性意義。我以為只要能理智解答人生的大哉問，就能消除我的焦慮。我的情緒很原始、很簡單，但在視像象徵世界裡，我所使用的象徵圖像卻極為複雜。

我沒有複雜的情感，但卻有複雜的視像和理性思考。我質疑一切，試圖藉助邏輯、科學、智能覓得解答。身為一個視像思考者，我只能如此這般地理解這個世界。我不斷力圖擺脫恐懼直到發現生化藥物的力量。

人和動物都有與生俱來的性格特質。惶恐的動物和自閉症患者都會因為新的作息和陌生事物感到緊張、不安。訓練和馴化雖然能掩蓋他／牠們易激動的性情，但這樣的特質仍潛伏在表面下伺機爆發。天性緊張的家族所生的公牛在牠熟悉的牧場也許平和、鎮定，但面對新的環境和陌生人時可能會發狂。同樣的，有些自閉症患者遵循慣常的作息時非常鎮定，然而一旦遇到突發狀況，就可能大發脾氣或出現攻擊行為。

哈佛大學的傑若米．凱根醫生（Jerome Kagan）與同仁發現，與生俱來的性情在孩子兩歲的時候即開始顯現。孩子有壓抑（inhibited）與非壓抑（uninhibited）兩種類型，就像跟牛或馬有容易激動和鎮定兩種類型一樣。這些基本特質在孩子很小的時候就顯而易見了。羞怯或壓抑的孩子對別人存有戒心，他們通常謹言慎行，避免與陌生人接觸。非壓抑的孩子比較外向、喜歡社交，較不畏懼新鮮的事物。學習和人際的影響可以掩蓋和淩駕大部分的差異，但光譜兩端的孩子會持續保有這些差異。

在凱根的研究中，極端羞怯、壓抑的孩子有較大的生理反應，當他們接觸到新的工作項目和陌生人時，心跳會加速。他們的可體松值也比外向的孩子高。凱根推測，羞怯孩子的交感神經系統比較敏感，它的反應既快速又強烈，所以新的環境比較容易令他們恐慌。或許他們就像神經緊張、容易激動的動物一樣，換言之，他們的羞怯是為了避開危險。那些保護我們遠離掠食者的古老系統，過時地在這些孩子們身上運作。有趣的是，對人和動物性格測驗的結果，顯示兩者之間有諸多雷同。

視像思考能力讓我得以了解動物在不同的情境下的思慮和感受。想像自己是動物對我來說一點都不難，但要在這麼做的同時不將牠人格化，我是花了多年時間觀察動物於不同情境下的行為才辦到的。我閱讀有關動物行為的書籍和文章，不斷將所得資訊加入自己的資料庫。觀想動物的思慮時，我的思考歷程跟設計設備時是一樣的。

誠如《狗兒的秘密生活》（*The Hidden Life of Dogs*）的作者伊麗莎白·馬歇爾·

湯瑪斯（Elizabeth Marshall Thomas）所言：「狗有狗的想法。」我認為這句話也可以套用在牲畜身上。我有一個學生說，馬不會思考，牠們只會聯想。但如果說聯想不算思考，那麼我只能說我也不會思考了。圖像思考和聯想是有別於語文線性思考的另一種思考形式，這兩種思考方式皆有利有弊，不信你問問藝術家或會計師就知道了。

動物行為與自閉症（**新版新增單元**）

關於自閉症患者和動物在思考上的相似性，我在《動物行為解讀》有詳盡的論述。簡單的說，最重要的相似性是動物和自閉症患者都能不透過語言進行思考，牠／他們在氣味、聲音、視像等感覺記憶之間尋找關聯，然後加以分類。至於我個人的思考歸類方法，在第一章已有說明。

第二個相似點是，動物和自閉症患者都有天才白痴般的能力。這個觀點是在本書舊版裡首度提出的。動物跟自閉的天才白痴一樣有高超的記憶術，松鼠記得牠們埋藏的數百粒堅果的各個地點，鳥遷徙過一次就記得飛行的航線。松鼠藏好一粒堅果後，會站起來，對著埋藏地點「拍照」，這跟我在沒有數字或字母標示車位的停車場如何尋找自己的車子如出一轍。我會注意周遭的建築物、樹林、杆柱，然後將看到的某些建築物角度影像「下載」到記憶裡。返回時，我會循著原路穿越停車場，然後在看見跟我記憶中儲存的「快照」吻合的影像時停下來。

第三個共同點是，動物和自閉症患者都使用細節思考。就如第一章所描述的，我的思考模式是將細節整合為概念。一般人會先形成概念而忽略細節，但動物和自閉症患者會注意一般人沒有察覺到的細節。我從屠宰場的工作了解到，牛會畏懼許多視覺上的小細節，如濕地上的倒影、擺動的鍊條，或強烈的對比顏色，比方說靠在灰色牆上的黃梯子。

動物和自閉症患者第四個共同點是，他／牠們對語氣都極為敏感。我察覺不出別人的眼睛所發出的信號，但我很留意別人說話的語氣。語氣是我唯一接收得到的社交隱晦信號。養過狗的人都知道，狗對語氣中的意圖非常敏感，從一個人的語氣，我和狗都能判斷他是高興還是生氣。一些較晚才學會說話的自閉症患者告訴我，他們一度以為傳達意義的是語氣，而不是話語。這一點再次顯示語氣在語言中的首要地位。動物也可能有感覺過於敏感的問題，害怕鞭炮的狗可能是對聲音敏感，而不管是人還是動物，他們可能只對特定的音調敏感。有隻牧羊犬很怕吸塵器，每當它在地毯上運作，牠就大聲吠叫，但在地板上運作，牠毫無反應。不同的地面會有不同的音調。自閉症患者對不同聲音的反應也很類似。

在情緒方面，動物和自閉症患者有相似處，但也有很大的不同。狗很友善，也很容易訓練，因為牠們很想討好主人。牠們的社交能力與自閉者大相逕庭，不過在情緒的其他方面，他／牠們是很相似的。其中一個是他／牠們的情緒都沒有那麼複雜。動物和自閉症患者的情緒比較簡單，不是快樂、憤怒、恐懼，就是悲傷，他們沒有複雜交織的情緒。而恐懼是牠／他們最主要的情緒，這也是動物和自閉症患者的另一個共通處。這一點前面已經詳述過。

我知道，將自閉症患者與動物做比較可能會冒犯一些人，所以在這個摘要的最後，我想對此做個回應。現代神經科學及遺傳學正在揭示人與動物之間沒有非黑即白的分界。人和動物的基因組序列研究顯示，兩者之間的界線越來越模糊。人的基因組與狗的基因組裡，那些長串的 DNA 不是一樣，就是相仿。

身為一個自閉人，我不覺得把自己跟動物做比較是一種侮辱。在某些方面，牛或狗這樣的動物有十分值得我們推崇的特質。牠們不會捲入可怕的戰爭，使自己的物種遭到大屠殺或酷虐。我發現會以最惡劣的行徑對待彼此的動物，通常都擁有最為複雜的腦，如黑猩猩、海豚。這部分在《動物行為解讀》中有詳細的描述。腦在變得複雜的同時，或許電路錯誤的機率也增加了。我臆測，電路錯誤可以創造出偉大的天才，但也可以創造出十惡不赦之人，除非他們生長在一個有愛的環境，培養出是非的觀念。

第十章 愛因斯坦的遠房表妹

自閉症患者與天才的關係

在八年前的一次自閉症研討會上，我遇見了愛因斯坦的遠房表妹。我們在下榻旅館的餐廳共進午餐。我記得當時，她好不容易才在菜單上找到不會讓她過敏的食物。然後她開始娓娓道來，告訴我她有一個很有音樂才華的自閉兒，還有一個聰明絕頂的孩子。在接下來的談話中，她透露自己的家族史中有許多憂鬱、食物過敏、閱讀困難的案例。之後我訪談了許多自閉兒的家庭，發現自閉兒的父母和親戚往往智商都很高。

蘇德夫・納若揚（Sukhdev Narayan）和同仁在《自閉症與發展障礙期刊》上表示：語言能力佳的自閉兒，父母的智能和教育程度往往比沒有自閉兒的父母來得高。當得知兩位諾貝爾獎得主家裡有自閉兒時，我並不意外。即便在低能自閉兒的家族中，我都發現父母和親戚天資過人的比例很高。雖然，研究尚未確立低能自閉症與家族史中過人的智力之間的關聯，但無法確定的原因，是有高比例的低能自閉症是兩歲時發高燒、早產、X染色體易脆症，或是其他很容易診斷出來的神經問題所導致的。多次的訪談結果顯示，在這樣的家族中，高智能出現的機率並不大。

反觀自己的家族史，我發現至少有一個模式如今已獲證實。發表在《自閉症與發展障礙期刊》的三個不同的研究，以及《美國醫用遺傳學期刊》（*American Journal of Medical Genetics*）的一個研究，均顯示自閉症與家族的憂鬱症或情感障礙有關聯。我的外祖父是位聰穎、羞怯的工程師，他發明了飛機的自動駕駛儀。四十年來，是他的發明讓每一架飛機能維持在航線上。當年，他是在電車維修屋上的閣樓研發出這個羅盤的，即使所有大航空公司的科學家都不以為然，他仍鍥而不捨地探索他的理論。

我的外祖母及母親都有很強的觀想力，也很聰明。母親告訴我她小的時候，連煤塊從斜槽滑落的聲音對她來說都像酷刑。她一生為憂鬱症所苦，直到晚年她服用了妥富腦，才得以有效控制。

我父親的家族以聲名狼藉的葛蘭汀脾氣著稱。父親會因為餐點久候不到而在餐廳大發雷霆。他也很容易固著於單一事物，有一回，他執意要隔壁的馬廄歇業，於是日復一日寫信給市府官員，並計量著隔壁倒在垃圾箱裡的馬糞。其實父親的童年很孤獨，且很可能患有輕微的自閉症。

幸好我的手足中沒有一個患自閉症。我有兩個妹妹，一個弟弟。妹妹當中有一個是圖像思考的人，很有藝術天份，極為擅長重新裝潢老舊的屋子。一棟破爛的屋子，她只要看看，就能觀想出它能變成什麼可愛的樣貌。她在學校有學習障礙，可能是輕微的聽覺處理問題，讓她很難在一個吵雜的教室裡理解話語。數學對她來說很困難。我另一個妹妹和弟弟都很正常，但這個最小的妹妹在各種喧鬧的活動同時進行時，會出現輕微的感覺超載問題。她八歲的兒子沒有任何自閉症的跡象，但有閱讀學習障礙及辨識某些語音的問題，不過我其他的姪甥都很正常。

自閉兒的父母和親戚常常會出現輕微的自閉症特質。發表在《自閉症和發展障礙期刊》的另一項研究顯示：超過三分之一的高功能自閉兒家族都有一個一等或二等親患有亞斯伯格症，亦即輕微的自閉症。根據我在研討會上跟自閉兒家屬的數百次討論，可以確定許多自閉兒的父母都是圖像思考者，擁有電腦、藝術、音樂方面的天賦。自閉症患者家族史的共有特質還包括焦慮症、抑鬱，和恐慌症。納若揚發現自閉兒的父母，特別是父親，通常都會專心一致地追求一項特殊的興趣，且缺乏社交技能。父母即使沒有自閉症，也會和他們的自閉兒有些相關的特質。約翰霍普金斯醫學院（Johns Hopkins School of Medicine）的若貝卡．蘭德（Rebecca Landa）與其他研究員進行了一項研究，他們要求自閉兒的父母編一個故事，但有百分之三十四的父母說出來的故事漫無目的、沒有情節，也欠缺清楚的開頭、過程和結尾，展現出聯想式視像思考的特性。就跟玩拼圖一樣，沒有一定的順序。

有充分證據顯示，自閉症的成因有很大部分來自遺傳。根據倫敦的佛斯坦和拉特的報導，若同卵雙胞胎的其中一個有自閉症，則另一個有自閉症的機率是百分之三十六，即使沒有自閉症，有學習障礙的機率也比正常的雙胞胎要大。同卵雙胞胎有相同的基因組合，但雙卵雙胞胎的基因完全不同，若其中一個患有自閉症，另一個患自閉症的機率幾乎是零。不過自閉症的遺傳非常複雜，並沒有一個所謂的自閉症基因。羅賓．克拉克（Robin Clark）於期刊《個別差異》（*Personal Individual Differences*）中表示：某些只有適量才有益的特質，如果被過量地遺傳到一個人身上，可能會導致自閉症，例如，固著於單一事物的習性，如果輕度，則有助於一個人專注，可以成就很多事；但如過度，就會阻礙正常的人際互動。

自閉症患者的孩子有自閉症、學習困難，或發展障礙的機率比一般人大。不過，洛杉磯加州大學的愛得華．李特佛（Edward Ritvoe）和同仁進行的家族史研究顯示：自閉症患者的手足生出自閉兒的機率不會比一般人高，但他們的孩子有學習障礙或輕微自閉症特質的可能性確實比較大。

許多研究者臆測，很多不同的障礙如抑鬱、閱讀困難、精神分裂症、躁鬱症、學習障礙，可能是一群基因交互作用下的產物。賓夕凡尼亞州立大學的羅伯．普羅敏醫生（Robert Plomin）及同仁表示，自閉症是最容易遺傳的精神疾病之一，他們也認為，憂鬱症等許多病症代表的，是一個從正常到異常的行為連續性上的極端案例。正常範圍內的變異和異常的極端案例，都是相同基因造成的，同樣的原理或許也適用於自閉症。被診斷患有自閉症的人，他們的特質一般人也有，只不過前者比較極端。李奧．肯納發現，在九個案例裡，就有四個自閉兒的父母患有憂鬱或焦慮症。北卡羅萊那州杜克大學的羅伯．迪隆（Robert Delong）發現，自閉兒的家族常有躁鬱症的病史。

天才不正常

天才可能也是一種不正常的人。如果我們滅絕了導致自閉症和其他如躁鬱症等病症的基因，這個世界可能只剩下枯燥乏味、缺乏創意、墨守成規的人。造成自閉症、躁鬱症、精神分裂症的那群交互作用的基因，少量的話，很可能對人是有益的。《瘋狂天才》（*Touched with Fire*）的作者凱．傑米森醫生（Kay Redfield Jamison）審閱過的研究顯示，躁鬱症與創造力之間是有關聯的。躁鬱症患者感受到的情緒是一個連續性，從鬱鬱寡歡到極度狂躁，再到深沉黑暗的憂鬱。一個作家若經驗到輕微的症狀，往往可以寫出他們最精湛的作品，但症狀若達到高峰，他們就無法再正常運作。年齡的增長往往會使情緒的擺盪更加劇烈，這或許可以解釋為何像海明威這樣的名作家會在晚年終結自己的生命。研究顯示藝術家、詩人和創作作家，患躁鬱症或憂鬱症的比例比一般大眾來得高。

安德里森（N. C. Andreason）在愛荷華大學進行的研究，顯示百分之八十的創作作家曾經有情緒失調的問題。有高比例的藝術家、詩人和作家必須藉助醫療來控制他們的病情，百分之三十八的作家和藝術家必須服藥，百分之五十的詩人必須接受醫生治療。愛荷華大學的研究顯示，作家的父母和手足有情緒疾病的比例很高。

加州大學戴維斯分校的狄恩·西蒙頓（Dean Simonton）研究過一個人成為偉大的政治家的因子，如領導能力、群眾魅力、用之不竭的能量與動力。具有這些特質的人往往也有憂鬱和酗酒的問題。西蒙頓的結論是：「看來想要擁有創造力，你得有點瘋癲才行。」

一項探究數學天賦的研究，進一步確立了天資與異常的關聯。愛荷華州立大學的卡蜜拉·波森·班包爾（Camilla Persson Benbour）發表的一篇論文，提出強有力的證據，指出數學方面的天資和身體的異常有很高的相關關係。數學天才比普羅大眾容易出現以下三個生理特質：左撇子、過敏、近視。不論是數學白痴還是數學天才，很多都是左撇子。語文推理能力和數學能力出眾的孩童，有過敏症的機率是其他人的兩倍。能力超群絕倫的學生，其近視的機率也比其他學生高。小天才戴著厚眼鏡的陳腐刻板印象，或許其來有自。

當然，並非所有的天才都不正常，但賦予正常人某些才能的基因，很可能也是導致異常的基因，異常與正常是屬於同一個連續性，只不過前者出現在這個連續統的極端點。早在一九四〇年代研究者就發現，將導致躁鬱症的基因根除是得不償失的做法。靠近波士頓的麥克林醫院的研究員做了以下的結論：

如果我們能讓精神躁鬱症病患從這個世界消失，那我們將同時失去不可計量的成就與美好的事物、色彩與溫情、靈性與新意。最終只剩下枯竭的官僚與精神分裂病患。

二十年前，約翰．羅伯森（John W. Robertson）在他的著作《愛倫坡：一個精神病的個案研究》（*Edgar A. Poe, A Psychopathic Study*）中寫道：

根絕神經質，抑制熱血，我們將成為恬淡寡歡的種族——沒有想像力、缺乏熱忱，有知性但沒有個性、有靈魂卻沒有才氣。

我說過，我直到近年來才發覺自己跟大多數人的差異有多大。過去這三年我充分意識到，我的觀想力超越大多數人，而我永遠也不想讓自己變成一個正常人，因為那會讓我失去這些能力。同樣地，雖然我像個長不大的孩子，但那或許正是我創造力的來源。在《創造者的心智》（*Creating Minds*）中，作者霍華·嘉納（Howard Gardner）描繪了二十世紀七位偉大的思想家的生平，包括愛因斯坦、畢卡索、艾略特。他們都有一個特質，那就是童稚的心。嘉納形容愛因斯坦是一個返璞歸真的人，說他不受正統物理學的羈絆。有趣的是，自閉症正是腦部發育不全所致。在許多方面，我一直都像個孩子，即使今日，在人際關係的範疇內，我仍不覺得自己是個大人。

有些科學家的思考純屬分析式，一如物理學家理查·費曼（Richard Feynman），他否定詩與藝術的正當性。詹姆士·葛立克（James Gleick）在他所著的費曼傳記《天才》（*Genius*）中寫道：「他不認為詩或繪畫或宗教能觸及另一種真理。」當然，仍有許多科學家重視詩的存在價值，且兼具創造性和科學性的特質，正如有些科學家、藝術家和高度分析式的哲學家具有某些自閉症特質一樣。愛因斯坦、維根斯坦（Ludwig Wittgenstein）、梵谷都在幼年時出現發展性異常。根據定義，自閉症是一種始於幼年的病症，一個人要在年幼時顯現語言學習遲緩和行為古怪等問題，才會被認定有自閉症的特徵。

愛因斯坦的視像心智

愛因斯坦孩提時有許多這類的特質。他三歲才開始學說話，在寫給一位自閉兒母親的信上，他承認自己很晚才開始學語，他的父母為此十分憂心。伯納・派登（Bernard Patten）在《學習障礙期刊》（*Journal of Learning Disabilities*）上報導，愛因斯坦在七歲以前會自己一個人不斷複誦無聲的話語，而且無法與同儕自在相處。雖然有些天才幼時即嶄露頭角，但愛因斯坦並沒在小時候顯露出任何天賦，有些人甚至以為他是傻瓜。他的拼字能力很差，外語學得很糟，但跟許多自閉類型的孩子一樣，他很擅長拼圖，也常花很長的時間把紙牌疊成房子。他會心無旁騖地追求一個目標，但對於他不感興趣的事，特別是個人的事，他的記性很差。在《愛因斯坦：他的人生與他的時代》（*Eistein: The Life and Times*）中，傳記作家隆諾・克拉克（Ronald W. Clark）說，愛因斯坦的遲緩或許反倒在他的領域裡導引了他。愛因斯坦自己曾說：「有時我會問自己，為什麼發展出相對論的是我？我想原因是，一個正常的成人從來不會停下來，思考空間和時間的問題。」愛因斯坦的專注力極強，可以專注於同一個問題上長達好幾個小時或好幾日。

亞伯拉罕・佩斯（Abraham Pais）在《愛因斯坦住在這裡》（*Einstein Lived Here*）

中寫著：「對於有創意地建立長久、深厚的人際關係所需的努力，愛因斯坦從來就不屑付出。」和我一樣，他寧願埋首於思考或工作，而且我根本不知道什麼是深厚的人際關係。他將熾熱的心給了科學，科學是他的生命。他的一個研究生說：「我從未見過任何人像愛因斯坦這樣，能在科學裡得到這麼大的快感。」據霍華·嘉納的敘述，愛因斯坦對物體之間的關係比對人與人之間的關係更有興趣。

傳記作家喬·金契羅（Joe L. Kincheloe）、雪莉·史坦伯格（Shirley R. Steinberg）和黛伯拉·堤賓斯（Deborah J. Tippins）在合著的《天才的污點》（*The Stigma of Genius*）中表示，愛因斯坦很有群眾魅力，但私底下卻很孤僻，這種二分法令他們困惑。他總是疏離地觀察周遭的人，是一個孤單的孩子。在《愛因斯坦的私生活》（*The Private Life of Albert Einstein*）一書中，作者羅傑·海菲爾德（Roger Highfield）及保羅·嘉特（Paul Garter）這麼寫著：「愛因斯坦說自己獻身科學是為了逃避個人的凡塵瑣事，所以將目光投向如實的宇宙。他渴望發掘一個不受人的不確定性左右的真相，這個渴望奠定了他最重要的成就（即相對論）。」我也是如此，週末我會一個人寫寫畫畫，平日則到各處演講，表現得很平易近人。然而，我的社交生活似乎少了什麼，我可以表現得好像很喜歡與人接觸，但我覺得自己彷彿在演戲。好幾位家長告訴我，他們的自閉兒在學校的戲劇演出中表現優異，因為他們在扮演他人，可是演出一結束，他們就回復孤僻的本性。

一如愛因斯坦，我立志追尋知性的真理。知性的事務是我追尋生命意義的方式，而背後的驅動力則是焦慮和恐懼。深厚的情感關係對我來說是次要的。最讓我開心的是看到具體的成果，譬如，將最新的教育課程資訊提供給一位母親，以利她的自閉兒在學校有好的表現。我看重的是正面、可以測量的結果。在我的觀念裡，決定我是否堪稱一個好人的，是我的作為，而非我的感覺。

愛因斯坦有許多特質很像一個輕度自閉或亞斯伯格成人。據金契羅和他的同仁所說，愛因斯坦在課堂上的講述雜亂無章，有時甚至不知所云，常搞得學生一頭霧水，因為他們不明白他所舉的一些實例與通則之間的關聯。那些關聯在愛因斯坦的視像心智中顯而易見，但他那些以語文思考的學生看不見。學生說，愛因斯坦在黑板上寫定理時經常思緒中斷，幾分鐘後回過神時，他會在黑板上寫出一個新的假定。其實，思緒散漫的習性源自聯想式的思考。

愛因斯坦在校成績很差，直到他進入一所能讓他發揮觀想技能的學校。他告訴他的心理醫師暨朋友馬克斯．沃泰默（Max Wertheimer）：「我的想法不曾以任何語文形式出現，事實上我幾乎不曾用語文思考。我是在想法出現以後，才試著用語文去表達它。」研究相對論時，他想像著自己置身在一道光束上。他的視影不如我的那麼清晰，但他能將之轉譯為數學公式。我的影像極其活靈活現，但我無法把它們跟數學符號連結。愛因斯坦的計算能力並不特別出眾，他常出錯，且速度很慢，他的天賦是能在視像和數學思考之間找到連結。

愛因斯坦的衣著和頭髮就像一個有自閉傾向的成年人，這樣的人大都不注重社交禮儀和社會階級。他在瑞士專利局工作的時候，時而穿著有花飾的綠色拖鞋上班。在教授們都穿著正式的服裝授課的年代，他拒穿西裝、打領帶。我猜，他是因為感覺敏感才討厭正式的服裝。他偏好的全都是柔軟、舒適的衣服，如寬鬆無領的長袖運動衫和皮夾克。愛因斯坦的頭髮也不符合男士的髮型規格，一頭沒有修剪的蓬亂長髮怎麼也稱不上時尚。但他根本不在意。

奧立佛．薩克斯表示，哲學家維根斯坦很可能是高功能自閉症患者。他四歲才開口說話，別人都當他是沒有任何天份的笨蛋。他的家族史可能有憂鬱症，因為他的兩個哥哥都死於自殺。他在機械方面的能力很強，十歲的時候即打造出一部縫紉機。年輕的維根斯坦是個成績很差的學生，他從來不打領帶或戴帽子。他使用的語言很正式、很迂腐，用德文的「您」稱呼同學，同學對他敬而遠之，也常嘲笑他。過度正式的語言在高功能自閉症患者當中是很常見的。

梵谷

梵谷的畫作透露出強烈的情感與蓋世的才華，然而孩提和年輕時的他有一些自閉症的特質。一如愛因斯坦和維根斯坦，梵谷當時並未顯出任何過人的才能。傳記作家們形容他是個冷漠、古怪的小孩。他常發脾氣，喜歡一個人到田野去。直到二十七歲，他才發現自己有藝術天份。以藝術為業之前，他出現了許多成年的亞斯伯格症患者具有的特質，他不修邊幅、口無遮攔。佛南．葛蘭（Vernon W. Grant）在《偉大的異類》（*Great Abnormals*）裡對梵谷的聲音和言談舉止所作的描述，也像個有自閉症傾向的成人：「他說話很緊張，聲音中帶有神經質的刺耳嗓音，跟別人交談時只顧自說自話，鮮少顧慮到對方的感受和興趣。」梵谷希望自己的存在是有意義的，這是他鑽研藝術的動機之一。他早期畫的是勞動階級的人，因為那是他認同的族群。據葛蘭所述，梵谷永遠是個長不大的孩子，他幾乎覺察不到別人的需求和感覺。他對人類的愛僅止於抽象的層次，當他不得不面對一個真實的人時，他會「因為過於自我封閉，而無法包容」。

被關進精神病院後，梵谷的畫變得明亮繽紛了，顏色不再晦暗陰沉，而是光彩奪目，這樣的轉變或許是因為癲癇症開始發作，改變了他的性格。在他的畫作「星空」（Starry Night）裡，天空的旋渦其實很類似一些自閉症患者扭曲的感覺。有重度感覺處理障礙的自閉症患者所看到的物體，邊緣是振動的，接收到的感覺訊號是混亂的。它們不是幻覺，而是感覺遭到扭曲。

比爾・蓋茲

微軟總裁及視窗發明人比爾・蓋茲（Bill Gates）也有一些自閉症特質。《時代》雜誌將奧立佛・薩克斯於《紐約客》發表的一篇有關我的文章，和約翰・西布魯克（John Seabrook）於同一本雜誌所發表的一篇有關蓋茲的文章，做了一番比較後，首度提出了這個觀點。蓋茲有一些類似自閉症患者的特質，包括不停搖晃和缺乏社交技能。蓋茲在商務會議和飛機上會搖晃身體；患自閉症的孩子和成人緊張的時候也會如此。此外，他無法正視別人的眼睛，社交能力很差。西布魯克寫道：「社交禮儀非比爾・蓋茲所長，拼字也非比爾・蓋茲所長。」小時候的蓋茲有些非比尋常的能力，他能一字不漏背誦很長的聖經經句。他說話沒有抑揚頓挫，看起來比實際年齡年輕，有點稚氣。衣著和衛生都不是他很重視的事物。

輕微的自閉症特質，可以讓一個人專心致志把事情做完。漢斯・亞斯伯格就非常看重亞斯伯格症患者的存在價值，因為他發現他們經常在高度專業的學術領域裡有傑出的表現。除非弱智或思考極度僵固，亞斯伯格症患者的成就是可以超越常人的。總之，亞斯伯格認為狹隘的專注力是非常寶貴的特質，它能引領一個人得到非凡的成就。

體制不該成為高牆

今日的社會找不到幾個愛因斯坦，也許他們都被GRE（譯注：美國研究所的入學檢定考試）淘汰了，也許因為學業成績差而無法繼續升學。我是靠走後門才完成學業的，因為我的GRE數學單元不及格。我高中的成績很差，直到高三才開始奮發圖強。大學時，我的生物學和心理學成績還不錯，但法文和數學很差。大多數偉大的天才，各項能力的發展很不均衡，他們通常某個學科很差，但在他們專長的領域卻出類拔萃。理查·費曼的GRE英文和歷史分數很低，他的物理拿到滿分，而他的藝術分數只優於百分之七的人。

愛因斯坦在蘇黎世聯邦科技大學（Zurich Federal Institute of Technology）畢業後甚至沒能取得大學教職。他得罪了一些重量級的教授，只因他指出他們的理論有誤。後來他只好接受一份瑞士專利局的工作。在擔任專利辦事員的期間，他寫出了著名的相對論，並發表在一個物理學期刊。今日，要一個物理學期刊發表一位專利辦事員寫的論文幾乎不太可能。要是愛因斯坦活在現代，他的論文很可能不被接受，他也會因此一直待在專利局。

許多偉大的科學家、藝術家和作家都不是好學生。進化論之父查爾斯．達爾文在學時，連一種外語都學不好，畢業時，大家都只當他是個普通的學生。由他執筆、他的兒子法蘭西斯編輯的自傳《生平與信函》（*Life and Letters*）有這麼一段話：「我所有的老師以及我的父親，都當我是個很普通的男孩，或者應該說，他們認為我的智力連一般標準都不到。」他覺得劍橋大學的生活索然無味，他的數學成績很差。好在他熱愛蒐集，這份熱愛促使他搭上小獵犬號，展開他著名的航海之旅，也就是在這段航旅中，他首度闡明了進化論。

根據凱文．昆拿（Kevin Guinagh）在其所著的《受到感召的業餘愛好者》（*Inspired Amateurs*）中所述，現代遺傳學之父葛瑞格．孟德爾（Gregor Mendel）生前沒能通過高中教師執照考試，他試了好幾次，都沒通過。他經典的豌豆植物實驗是在一個修道院庭院的角落進行的。在大學的論文口試時，他發表了實驗的結果，竟然沒能過關取得學位。所幸，他的論文有一百二十份複本被保存下來，在他死後世人才發現那是天才之作。現在，每所高中的自然科學課堂上都會講授他的原理。

在我的職涯中遇過許多才華洋溢的圖像思考者在肉品工廠的維修部門工作。其中有些是很傑出的設計師，發明了各式各樣新穎的設備，但他們的求學過程卻充滿了失望與挫折。我們的教育往往將這些人如雜草般地從體制中拔除，而不是把他們改造為世界級的科學家。

自閉的天才白痴或許有驚人的記憶力，有繪圖、計算的天份，或能奏出聽過的樂曲，但他們通常沒有什麼社交能力。過去，許多專家都認定天才白痴不可能有創造力，以為他們的腦功能就像錄音機或影印機一樣。然而仔細檢驗天才白痴的繪圖和音樂，人們發現他們或許真有創意，而且這些奇才異能是可以提升的。《奇人》（*Extraordinary People*）的作者戴洛．崔佛（Darold A. Treffert）在書中引證了兩個天才白痴的案例，他們的社交技能和音樂及藝術天賦上都有增長。如果能得到一位良師的鼓勵和支持，他們的能力是可以提升的。史帝芬．威爾夏（Stephen Wilshire），這位聞名的英國自閉天才白痴不僅能畫出精細無比的建築物，還有過人的音樂才華。奧立佛．薩克斯在他的著作《火星上的人類學家》（*Anthropologist on Mars*）中談到，威爾夏即興演奏音樂的能力與日俱增，此外他唱歌的時候，所有自閉症的徵狀都會消失得無影無蹤，然而音樂一停，這些徵狀又回來了。音樂讓他脫胎換骨，也暫時打開了他的情感之門。當他鉅細靡遺地畫著美麗的建築物時，他看起來就像一個自閉人。天才白痴並不像一般人所想，都有過目不忘的記憶力，當薩克斯醫生要他畫幾張自己的房屋時，他的畫裡出現了一些錯誤，例如多了一個煙囪，或窗戶的位置錯了，部分原因是他沒有充分的時間檢視自己的房屋。畫想像的城市時，史帝芬會從記憶裡尋找建築物的小部件，再以不同的方式將它們重新組合。這也是我繪製設計圖的方式。

顯然，導致重度障礙的遺傳特質，也能賦予一個人出眾的才華與天資，沒有它們，我們也將失去世上一些最偉大的藝術作品和科學發現。正常與不正常之間沒有楚河漢界。我相信，自閉症、重度躁鬱症和精神分裂症存留在人類的基因總庫裡，必然有它的理由，即便它們衍生出許多苦難。研究者臆測精神分裂症可能是進化過程中，人類必須為語言和社交能力所付出的代價。倫敦臨床研究中心（Clinical Research Centre）的提姆．克勞（Tim Crow）指出，精神分裂症的發生率在大多數社會都維持不變，沒有降低的趨勢，雖然精神分裂症的患者繁衍後代的可能性較其他人低。

導致精神分裂症的基因，若屬於比較溫和的形態，或許還能提供有利的條件，躁鬱症和自閉症可能也是如此。以我來說，我相信自己在牛的人道宰殺以及改善對待動物方式上的貢獻，都受益於這種異常。不過，如果我沒有發展出一套彼此相依相存的信念系統，這一切的成就都不可能成真。

潛意識思考（**新版新增單元**）

寫本書（編按：指舊版）時，美國醫界很少做出亞斯伯格症的診斷。而今日，亞斯伯格的診斷最令我憂心的，是原本該進資優班或才藝班的學生被轉入他們並不屬於的特教軌制。我見過智商一五〇的學生，得不到任何能開發他們智能的管道，好讓他們有進入職場的能力。英國劍橋大學的西蒙．拜倫可漢的一項研究顯示，自閉症患者的家族史中有比較多的工程師。另一項研究顯示，他們的家族史中出現科學家和會計師的比例也偏高。許多著名的科學家和音樂家很可能也是亞斯伯格症患者。不少書籍和網站都有自閉／亞斯伯格光譜上的名人傳略。

拜倫可漢提出一個很重要的問題：亞斯伯格症是一種障礙嗎？他指的是沒有語言學習遲緩問題、在校表現中等或優等的輕度亞斯伯格症患者。腦掃瞄研究顯示，他們在杏仁核（情緒中樞）、額葉皮質和許多其他腦部位，都可能有異常現象，腦結構在體積上的這些變異究竟是在哪一個位置點將人切分為正常與極端？

在前面的篇章裡，我談過有關腦部位之間缺乏連結的研究，它們顯示距離很遠的腦部位之間有連結不足的現象，但靠得很近的部位之間又連結過盛。加拿大麥克麥斯特斯大學（McMasters University）精神醫學系的威特森醫生（S. F. Witelson）研究了愛因斯坦的腦，發現他負責數學推理的區塊比一般人大了百分之十五，他的數學區跟腦部視覺區之間也有更大量的連結。就好像「數學」和「藝術」這兩個部門被焊接在一起似的。局部的高度連結或許就是愛因斯坦所以為天才的原因。

我用潛意識思考

人和動物的思考本都來自原始知覺，只不過大多數人的這個能力被語言蒙蔽了，感覺性的思考於是成了他們的潛意識。而我的思考運用的正是腦部那些處理原始感覺的潛意識區。閱讀過很多探討不同類型記憶的科學文獻後，我發現意識記憶和潛意識記憶各有不同的名稱，端看你研讀的是哪一套心理學。長期記憶有兩種，但它們很可能是同樣的東西，不管你怎麼稱呼它們。下表列出了五對區別意識與潛意識記憶的名稱，名稱雖不同，但意義是相同的。

意識記憶	潛意識記憶
語文記憶	感覺性記憶（視覺、運動神經、聽覺等等）
明確的記憶	隱晦的記憶
陳述式記憶	程序式記憶
較易遺忘	不易遺忘

因為我的思考用的是潛意識，所以不會有壓抑的情形，也不可能有否認的狀況。

我的「搜尋引擎」能夠自由進出整個詳實的知覺記憶庫。

我的記憶並不是自發的，必須按下「儲存」鍵，才能將一件事儲存到我的資料庫裡。我不在意的事物，例如飯店房間的裝潢，我不會記得，除非那個地方真的很獨特。要按下「儲存」鍵，我必須在自覺或強烈的情緒下操作。將情緒連結到我的「儲存」鍵的腦迴路是完好的，可是當我在很不愉快的陳舊記憶中搜尋時，我卻能夠不帶有絲毫情緒。譬如說，有一次我遭到解雇，並且為了這件事哭了兩天，至今，我仍能感受當時的情緒，卻還是能不帶任何情緒地到「被解雇」這個資料庫裡提取這則記憶。直到很久以後我才知道，正常的人大都無法不帶情緒地打開腦子裡的一個「不愉快的經驗檔」。

自由進入的特權

天才白痴往往能夠把一些事做得比正常人好，因為他們能不受語言的干擾，直接進入腦部的原始區域。西蒙．拜倫可漢的研究顯示，泛自閉症的人在「隱藏圖形」的測驗上表現得比一般人好。接受這項測驗的人需要在一個圖形中找出較小的圖形，例如三角形。在測驗同時進行的腦掃瞄顯示，自閉症患者的腦最活躍的部分是處理物體特徵的原始視覺系統，彷彿有一條電路直通「圖像部門」，而正常人被啟動的腦部位是額葉皮質和其他區域，因而可能阻礙了視覺訊息的處理工作。

雪梨大學的史奈德（A. W. Snyder）發現，一個正常的人在額葉皮質受到低頻率磁脈衝的損傷後，顯現出天才白痴般的繪圖技能。關閉額葉皮質也能使正常的人變成比較好的校對者。額葉皮質跟腦部每一處都有連線，因此會干擾細節的感知。

加州大學的布魯斯·米勒醫生（Bruce Miller）提出有力的證據，說明原始的圖像思考和腦部的音樂區，有時會被額葉皮質阻斷。他研究了患有額顳葉痴呆的阿茲海默症病患，發現當這個疾病摧毀了腦部的語言區時，原本對藝術或音樂沒有興趣的患者，開始展現出藝術和音樂方面的才華。其中一位患者的畫作還在一些藝術展覽會上受到表揚。當一個人的語言能力退化時，他的藝術作品會變得比較超寫實，行為也會像個自閉人。

因為我用潛意識思考，我能夠看見大多數人感知不到的決策過程。有一天，我行駛在高速公路上，發現一隻駝鹿快步地穿越公路。我的腦子立刻閃進後面的車追撞上來的畫面，那將是我踩煞車的結果。另一個閃進來的畫面是駝鹿撞穿我的擋風玻璃，那將會是我突然轉向的結果。第三個出現的是駝鹿在我的車前通過的畫面，只要我放慢速度。我腦子裡的電腦螢幕出現了三個畫面，我喀嚓點了減速的選項，因此避免了一次交通事故。我想，這個經驗所描述的，也正是動物的思考方式。

第十一章

通達天堂的階梯

宗教與信念

身為一個凡事講求邏輯和科學證據的人，我不斷充實自己的知識庫，而且時時更新科學知識以及宗教信仰。因為我的思考歷程是依據一套具體的實例所建立的通則，所以當新的資訊出現時，我會理所當然修改那些通則。僅僅因為信念而接受一件事，是我無法理解的，因為管控我的思想的是邏輯，而非情感。一九六八年六月十四日，我大二的時候，在日記裡寫著：

我的觀點奠基於現有的知識總庫，而且會隨著知識的增長編修。我唯一不變的觀點是，這個宇宙有一位造物主。我的觀點是根據目前所知道的基本自然法則及物理學。當人類對他們的環境有更多的了解時，我會改變自己的理論去融入新的知識。宗教應該是機動的，不斷推進，而非停滯不前。

人生大哉問：科學與宗教之路

當我十、十一歲時，就無法認同新教比猶太教或天主教好的說法，這毫無道理。我生長在一個遵循宗教禮俗的家庭，每天晚上禱告，星期天到教堂作禮拜。小時候父母帶我去的是聖公會，但我們有一個信奉天主教的廚子，他相信天主教是通達天堂的唯一法門。我小學四年級開始看的精神科醫師信的是猶太教。如果要說我的宗教比他們的都好，我認為一點也不合理。依我看，各門各派的宗教形式都有同樣的正當性，直到現在我仍這麼認為。不同的宗教信仰都能與神溝通，也都有勸人向善的教理。我遇過許多自閉症患者跟我一樣，相信所有的宗教都有其正當性，都值得重視。其中不乏相信輪迴的，因為對他們來說，輪迴比天堂地獄之說似乎更合邏輯。

也有自閉症患者信奉的是食古不化的基本教義派理念，而且對宗教十分執迷。有個女孩每天要禱告好幾個鐘頭，每天都上教堂。以這個案例來說，其實是一種偏執，而非信仰，好幾個教會都將這女孩掃地出門。後來她開始服用低劑量的安納福寧，才能以較溫和、理性的方式修練她的宗教信仰。另外有一位年輕男士，腦中經常出現擾人的妄念，但密集的禱告幫助他控制了那些妄念。

肯納型的自閉症患者，可能會把宗教裡的象徵性說法當成事實。查爾斯．哈特描述他八歲的兒子泰德，在主日學觀看一部宗教影片後的反應，那部影片是亞伯拉罕願意將他的兒子獻給上帝的故事。電影結束的時候，泰德淡漠地說：「食人族。」

對許多自閉症患者來說，宗教是一種理性，而非感性的活動，但音樂除外。宗教活動如果運用了大量的音樂，會使有些人覺得特別虔誠。我認識一位患有自閉症的設計工程師說，只有在聽莫札特時，他才有宗教感，莫札特的音樂能夠讓他產生觸電般的共鳴。就我個人而言，在教會裡最容易讓我升起宗教感的是風琴師所彈奏的美麗音樂與神父的吟唱。風琴音樂對我有著其他音樂所沒有的影響力。

音樂和節奏有助於打開情感之門。最近，我聽了一捲葛利果聖歌錄音帶，它的節奏以及上下起伏的音調很能夠安撫人心，令人沉醉，我常常聽著聽著就出了神。音樂究竟有什麼力量，沒有人正式研究過，但多年來治療師都知道，有些自閉兒在能說話以前就學會了唱歌。佛羅里達大學的羅夫．摩爾（Ralph Mauer）注意到，有些患自閉症的天才白痴，講話的節奏就像無韻詩。我有很強的音樂聯想力，老歌總會勾起我對特定地方的回憶。

高中的時候，聽了克拉克老師解釋熱電學的第二定律，我得到一個結論：上帝是一種無所不在、維持秩序的力量。根據這個物理定律，宇宙會逐漸失序，熵（entropy）會不斷增加，熵指的是一個密閉熱力系統中失序狀態的增量。宇宙越來越失序的概念令我深感不安。為了將第二定律視像化，我想像一個由兩個房間組成的模型宇宙，它代表一個密閉的熱力系統。一個房間很溫暖，另一個很冷，這代表絕對的秩序。如果兩個房間之間的一扇小窗打開了，空氣會逐漸混合在一起，直到兩間房都變得微溫，此時，這個模型就進入了絕對失序的狀態，也就是熵。科學家詹姆士．克拉克．麥克斯威爾（James Clark Maxwell）認為，如果窗邊有一個小矮人負責開關窗戶，好讓熱原子通往一邊，冷原子通往另一邊，就能恢復原有的秩序。唯一的問題是，它需要一個外力來操作這扇窗。大二的時候，我稱這個維持秩序的力量為上帝。

許多我崇拜的人物，包括愛因斯坦，都不相信上帝是一個個體。愛因斯坦曾於一九四一年寫道：科學家的「宗教感是對自然法則的和諧運作懷有的狂喜與驚歎。它展現出的智能無與倫比，相較之下，人類所有的思維和行為體系都顯得微不足道」。十二歲的時候，他經歷過一個宗教信仰的階段，遵循猶太教的飲食戒律，恪守《聖經》的一字一句。一年以後他接觸到科學，這個階段便戛然而止。閱讀過科學書籍的他，斷言聖經故事不是真的。

在後半生，愛因斯坦曾在一篇論文中寫著：「彼岸有個浩瀚的世界，與人類毫無關係地存在著，它像個無窮無盡的大謎團站在我們面前，至少有一部分是我們得以檢視和思索的。這個世界召喚我去思索它，彷彿這麼做能讓我得到解脫。」他認為，自已從基本教義派的信仰轉換到較為寬廣的宗教觀，是正確的做法，在同一篇論文裡他接下去說：「通往這個天堂的道路，不像通往宗教天堂的道路那麼好走、那麼誘人；但事實顯示，這條路是值得信賴的，而我也從未後悔選擇了它。」

在愛因斯坦對宗教的論述中，我最喜歡的是：「科學沒有宗教則跛，宗教沒有科學則盲。」要解答人生的大哉問，科學與宗教缺一不可。即便像理查．費曼這種否定宗教和詩詞為真理之源的科學家，也不得不承認，科學無法解答所有的問題。

我對新混沌理論有濃厚的興趣，因為它意味著混亂與不規則中是可以出現秩序的。我讀過許多大眾化的相關文章，希望找到科學證據指出宇宙是有秩序的。我因數學能力不足，無法完全了解混沌理論，但它確認了混亂與不規則能夠產生秩序的觀點。詹姆士．葛雷克（James Gleick）在《混沌》（*Chaos*）中，說明雪花整齊的對稱圖案，就是在不規則的亂流中形成的。亂流中些微的變化都會隨機且不可測地改變每一片雪花的基本形狀。我們研究宇宙初始的大氣狀態是不可能預測出雪花形狀的，這也是天氣難以預測的原因。氣象形態雖是有秩序的，但不規則的變化會以隨機、不可測的方式影響它的秩序。

我痛恨熱電學的第二定律，因為我認為宇宙理應是井然有序的。多年來，我蒐集了許多有關自然界中自發性的秩序與模態的文章。一位遺傳學家大野乾（Susumu

Ohno），在黏菌和老鼠的基因裡發現了古典音樂。他將四個核甘酸基的基因密碼轉換成音階，發現我們的 DNA 核甘酸基的排序並非隨機，如果我們照著順序把它演奏出來，聽起來會像巴哈或蕭邦的夜曲。花的圖案和植物的葉片生長均符合費氏數列的數學序列和希臘人的中庸之道。

許多物理系統也會自發形成規則的圖案。加熱液體的對流模式有時跟細胞的圖案很相似。加州大學的科學家發現，將銀原子放在鉑紙上面，會自然而然形成規律的圖案。鉑紙的溫度決定圖案的類型，且一個隨意的動作就可創造新的秩序。溫度上小小的變化可使圖案徹底改變，某個溫度會形成三角形，另一個溫度會形成六角形，將鉑紙繼續加熱，銀原子會回復到三角形，但方位不同。另一項有趣的發現是宇宙中的一切，從胺基酸、細菌，到植物、甲殼動物，都有旋向性。宇宙中充滿了自我維持秩序的系統。

科學家很可能在我有生之年就能確定，如何用基本的化學物質創造生命。不過縱使有一天他們成就了這件事，他們還是無法解答自古以來便困擾著人類的問題：人死了以後會怎樣？

質疑不朽與人生的意義

當我還是個年輕的大學生時，從未多想人死後的問題，不過後來在亞利桑那州的飼養場工作後，開始整日與牛為伍。我就想，這些動物難道就只是變成牛肉，還是有其他的事發生？這個問題令我不安，而以科學為依據的宗教信仰也無法給我一個滿意的答案。我想，一個人若有信仰，可以盲目地相信人死後還能上天堂、有來世，一定會感到非常安心。

就讀亞利桑那州立大學之前，我從來不曾見過屠宰場的外觀，也不曾見過動物被宰殺。直到第一次開車經過史威福特肉類加工廠，我才開始建立一套具體的視像系統，以便理解自己終身即將投入的工作。一九七一年三月十日，我在日記裡寫下自己做的夢：「我向史威福特工廠走過去，把手放在它白色的牆上，感覺像在觸摸聖壇一樣。」一個月後，我再度開車經過史威福特，看見所有關在外面圍欄裡的牛群，等候著生命的終點。這時我才了解，人為什麼相信天堂、地獄，或輪迴，因為如果說牛進入屠宰場以後一切就永遠結束了，就就太可怕了，實在難以想像。跟無限的概念一樣，因為對人的自我太具殺傷力，所以人們無法接受。

幾天以後，我鼓起勇氣到史威福特工廠，要求他們帶我參觀一下。有人曾告訴我，他們是不讓人參觀的，這反倒引起我對這個禁地的高度興趣。被拒絕於門外，讓這片聖地變得更神聖了。這不是一扇象徵性的門，而是我必須面對的現實。我開始嘗試回答有關生命的許多大哉問，那段時間，我寫了很多日記。

一九七一年四月七日：「不能讓動物在屠宰場遭受到褻瀆，希望能讓牠們帶著某種尊嚴地死去。很可能這些動物被關進牛槽接受烙印或閹割時，承受的痛苦更大。」

一九七一年五月十八日：「生命真正重要的是什麼？我一度以為，做一個科學家是我在這個世界所能做的最有意義的事，可是今天，我的想法改變了。現在有許多道路可以追尋，可是我不知道哪一條路能為我的生命帶來意義。」

對我來說，宗教曾是得到某種真理的一種途徑。那時，我還沒有讀過任何有關瀕死經驗的暢銷書，這類書在一九七五年之前並不多見，不過我仍記得一九七一年十月二十五日，我作了一個栩栩如生的夢。史威福特是一棟六層樓的建築，只有第一層是屠宰場，後來我發現了一個祕密電梯，它載我到上面的樓層，這些樓層有美麗的博物館和圖書館，收藏了許多世界文化資產。當我走在遼闊的知識迴廊上時，我發覺人生就像這座圖書館，一次只能讀一本書，而每本書都會讓我有新的發現。

數年後我讀到瀕死經驗的報導。雷蒙．慕迪（Raymond Moody）的著作《來生》（*Life After Life*）記載了他跟有瀕死經驗之人的訪談，當中有好幾位陳述他們在這樣的經驗中，看到圖書館和收藏絕對知識的地方。知識庫的概念在近來出版的書裡也是一個主調，如貝蒂．依戴（Betty J. Eadie）的《靈魂出竅》（*Embraced by the Light*）。

在夢見史威福特變成一個巨大圖書館的不久前，我造訪了一座阿拉伯馬牧場，那兒專門治療遭受過莫大痛苦的馬，且每一匹馬都有個別待遇。我撫摸著美麗的種馬，覺得牠們永遠不該被送進養殖場或屠宰場。翌日，我在一座養殖場為牛的烙印和接種操作牛槽。望著每一頭牛，我在牠們的眼神中發現，牠們跟種馬一樣都有個體的特質。對我來說，最大的問題是：我們是否有宰殺牠們的正當理由？

一九七三年四月十八日，我終於獲准進入史威福特工廠，它完全沒有我想像中的陰森恐怖，我對自己的淡漠感到訝異。它不再是神祕的禁地；而且史威福特是個優良的工廠，施行無痛宰殺。幾個月後，溫和的驚厥機維修員李．貝爾問我是否驚厥過牛——也就是殺過牛。我告訴他從來沒有，他認為我該試試了。第一次操作這個設備，好像作夢一樣。

駛離了停車場，我抬頭看見天空的雲朵，美得令人驚豔。我了解到，生命的弔詭在於，如果沒有死亡，我們就不可能珍惜生命。我首度面對了權力與責任的衝突，接受自己對使用牛槽等設備控制動物所懷的矛盾情緒，接下來，我必須面對的便是生命與死亡的矛盾性。

最令人不安的是，死後究竟會怎樣，並沒有明確的答案。幾世紀以來，哲學家一直在論述這個問題。問題沒有解答，人們只好求助於神。

史威福特對我生命中兩個並行的層面產生了重大的影響。在這個地方我展開了自己的設計生涯，也在這個人生階段，我確立了獨特的宗教信仰。一如物理學家試圖尋求萬有定律，我試圖運用視像思考去統合人生的所有層面。那晚，在頭一回殺了牛之後，我無法承認自己真的親手殺死了牠們，反而在接下來的兩個星期造訪工廠的時候，進一步提出一些簡單的改善方案，以減少動物的瘀傷。

一年後，我在史威福特取得第一宗大設計案，要為他們打造一座牛坡道和輸送機束縛系統。施工團隊和我將這個工程命名為「通達天堂的階梯」，取自齊柏林飛船樂團的一首歌。剛開始，施工人員當它是個玩笑，然而當階梯逐漸成形時，這個名稱對每個參與的工作人員來說，都增添了一層嚴肅的意義。朋友們警告我，千萬別讓史威福特在酬勞上坑了我，但在這件事上接受金錢的回饋，幾乎讓我覺得有點不道德。我在這個屠宰場造成的改變，使得牛得到比較人道的對待，即使沒有酬勞，我也會因為知道每天有一千兩百頭牛不再那麼害怕，而感到問心無愧。

我很難把我跟史威福特的關係純粹當做生意上的一次大膽冒進，因為它牽動的情緒實在太強烈了。我不時會想起，自己開著車在工廠外圍繞的時候，如凝視梵蒂岡般地仰望它。有一天晚上，夥伴們工作得很晚，我站在近乎完工的建造物上，從即將成為牛通往天堂的入口處往裡看，此時我更加意識到生命的可貴。當你的大限之日來臨，你將走上傳聞中的階梯時，你是否能回顧一生，為你做過的事感到驕傲？你對社會有沒有貢獻？你的生命有沒有意義？

「通達天堂的階梯」於一九七四年九月九日完工了，在我的人生意義上，它是一個重要的里程碑。在日記裡我寫著：「建造了『通達天堂的階梯』，我成熟了許多，因為它是真實的，它不僅是對我個人有意義的一扇具有象徵意義的門，它也是許多人不願面對的現實。」我覺得自己已然領悟到生命的意義，也學會了無懼於死亡。下面的一段話就是那時我在日記裡寫的：

我相信，一個人死了以後會到另一個地方去，雖然我不知道是哪裡。一個人一生中在地球上的作為所會影響到他的來生。當我在「通達天堂的階梯」頂端發現上帝以後，我開始相信有來生。在史威福特工廠，我的信念在現實中受到了考驗。我說的不只是純知性的空話，我看著牛死去，甚至還殺了其中幾頭。若在「通達天堂的階梯」頂端真的只有黑暗的虛無，那麼人也就沒有向善的動力了。（一九七七年六月）

多年以來，我對自己的信念感到很滿意，特別是關於來生的部分。直到讀了《科學人》（*Scientific American*）一九七七年十月號刊裡，朗諾·西格（Ronald Siegal）所寫的一篇有關幻覺的文章，我才知道許多死後又甦醒過來的人所描述的感覺和景象，可能只是腦部缺氧引發的幻覺。談論瀕死經驗的暢銷書中所描述的案例，絕大部分都是缺氧而死；心搏停止和失血是慕迪以及較新近的書，如《光的擁抱》（*Embraced by the Light*）和《光的解救》（*Saved by the Light*），所提到的死亡案例最普遍的原因。不過，對我的信念衝擊最大的，是發現生化藥劑對我自己的腦袋所產生的作用。

一九七八年夏，我泅水穿越約翰韋恩紅河飼養場的浸泡槽。那是一個愚蠢的宣傳花招，雖然它大大助長了我的事業，也讓我接到好幾場演講邀約。可是槽裡的有機磷對我發生了駭人的作用。以往想到我的信念時我心中升起的讚嘆之情，竟然消失得無影無蹤。據稱，有機磷會改變腦中神經傳導物質乙醯膽素的數值，這些化學物同時也讓我做了一些清晰、荒誕的夢。不過何以它會影響我的宗教感，至今仍是個謎。那感覺就像所有的神奇力量都化為烏有，就像發現仙境裡真正的魔法師其實不過是幕後操控按鈕的一個小老頭。

這在我的心中引起很大的疑惑，那份親近上帝的感覺難道是幕後的一個化學魔法師造成的？我在日記裡寫下：「我驚駭地發現，這些化學物竟然阻斷了我對宗教感的需求。」它們讓我感到非常不適，但慢慢地，它們的作用消退了，那些感覺又回來了。只是，我對來生的信念就此瓦解了，因為我已看見幕後的魔法師。然而，有一部分的我真的很希望能相信，在天梯的頂端並非只是黑暗的虛無。

死後只有虛無的可能性成了我努力工作的動力，因為我希望能為這個世界帶來一些改變——因為我希望我的意念和想法能永遠留傳下來。攻讀博士學位的時候，實驗室裡的一位同儕告訴我，世界各地的圖書館裡藏有我們額外的體細胞，也就是體外基因。而想法正可以像基因一樣傳承下去，我迫切希望能將自己的想法散播出去。我曾在報上讀過一篇文章，談到紐約市立圖書館的一個要員說：世上唯一能找到永生的地方就是圖書館，它是人類的集體記憶。我把這句話寫在一個標牌上，放在我的桌上。它幫助我鍥而不捨地完成了我的博士學業。以撒．艾西莫夫（Isaac Asimov）去世時，訃文上有一句話說：死亡不是什麼大不了的事，因為他所有的思想都會透過書流傳下去，也會因此得到一種永生。古埃及人和希臘人留給了後世金字塔、巴特農神殿，及偉大思想家的著作。或許，永生指的是一個人的思想和作為對其他人的影響力。

摧毀其他人的文化就是掠奪他們的永生。當我讀到奧林匹克運動場和塞拉耶佛的總圖書館遭到破壞時，我哭了。報紙上殘破不堪的圖書館的照片令我心如刀割，因為一個族群的文化被消滅了。象徵文明與同心協力的奧林匹克運動場成了廢墟。報上有一篇文章描述人民把運動場的座位拿來做棺材的景況——一個已然成為地獄的世界所做的最後一件文明的事——我幾乎讀不下去。只要想到失去的知識與文化，我就會變得非常懊喪與情緒化，寫到這件事時，我仍止不住哭泣。一個國家蓄意摧毀另一個國家的文學、建築和文明，使一個民族歷經幾個世紀合力建立起來的一座文明城市，被摧殘得支離破碎。這是瘋狂的感情用事，我不懂，一個人怎麼可能如此憎恨別人，以致想去毀掉他們的文化與文明？

最後，幫助我重拾信心的是量子物理，它為靈魂與超自然力量之說提供了合理的科學解釋。東方宗教的業和萬物之間的連帶關係，在量子理論中得到了印證。同源的次原子微粒可能會糾結在一起，而遠方一個次原子微粒的振動可以影響近處的另一個微粒。科學家在實驗室裡研究雷射光束中糾結在一起的次原子微粒，而自然界中的微粒則是與好幾百萬其他的微粒糾結在一起，彼此之間交互作用。這些糾結在一起的微粒有可能會產生一種宇宙意識，這就是我現在所認定的上帝。

多年來在屠宰場工作，讓我直覺到在宰殺槽旁絕不可有不當之舉。惡劣的行為如虐待動物，後果可能不堪設想。一個糾結的次原子微粒可能會給我帶來麻煩，如果我做了不該做的，擾亂了一個粒子，而這粒子正好與我車子的一個粒子契合，車子的操縱連鎖可能就會因此失靈，而我永遠不會知道發生了什麼事。可能很多人會認為這樣的想法很荒謬，但對我的理性思維而言，它讓我覺得這個世界是有秩序與正義的。

我在參訪牛群和豬隻遭到虐待的屠宰場時，發生一連串電力中斷和設備故障的事件，這讓我對量子物理的信念更加篤定。第一次發生這種事，是我的車子抵達屠宰場的車道時，工廠的主電源變壓器爆炸，還有好幾次是主電板燒毀，使得整座工廠停擺。另外有一次，是當工廠經理在一次設備啟用過程中，對我口出惡言時，主連鎖輸送機發生故障，當時他正為了啟動的頭五分鐘沒有達到最大產量而動怒。純屬巧合？抑或是惡業讓線路或鋼鐵裡一對糾結的次原子微粒開始振動所致？這些詭異的故障通常不可能發生，也或許只是巧合，但也或許是某種大能的宇宙意識促成的。

許多神經科學家對神經元遵循量子理論而非一般傳統的牛頓物理這樣的觀點嗤之以鼻。物理學家羅傑．潘羅斯（Roger Penrose）的著作《未發掘的心智》（*Shadows of the Mind*）以及土桑市的史都華．漢莫羅夫醫生（Stuart Hameroff）皆表示，腦微小管內單電子的活動可以關閉意識，而讓腦的其餘部位行使功能。如果量子理論真的跟意識的操控有關，那麼當人或動物死去的時候，其糾結的微粒振動能量模式（energy pattern of vibrating entangled particles）會留存下來的說法，便有了一個科學的解釋。我認為，如果人有靈魂，那麼動物也該有靈魂，因為兩者基本的腦結構是一樣的。也許人有較大的靈魂，因為根據量子理論的法則，人有比較多的微小管可讓單電子舞動。

然而，有一樣東西是人與動物完全不同的，它不是語言、不是戰爭、不是工具的製造；它是長遠的利他。例如在蘇俄的一次饑荒中，科學家守護著植物遺傳學的種子庫，好讓各種不同的食用農作物能澤被後代。為了他人的福利，他們寧願讓自己在一個充滿穀物的實驗室裡餓死。沒有動物會這麼做，雖然動物也有利他行為，但不會做到這個地步。每次，當我將車停在科羅拉多州立大學美國農業部的國家種子貯藏實驗室旁時，我都會想到保護這棟建築物裡存放的東西，就是我們有別於動物的地方。

我不認為自己的職業是不道德的，宰殺動物沒有什麼不對，但我堅信我們應該本著人道和誠敬對待動物。我畢生都在努力矯正和改善畜牧業，然而設計出世界最有效率的一部宰殺機後，我終於認清了一件事。大多數的人並不了解，屠宰場其實比大自然仁慈多了，生長在野生環境的動物會死於饑餓、掠食者的捕殺或惡劣的天候。如果我能選擇，我寧願通過一套宰殺設備，也不願意在自己意識仍然清楚的時候，被草原上的狼或獅子開腸破肚。可惜大多數的人都不曾見證過自然界的生死循環，不明白為了讓某個生命存活下去，另一個生命就必須死去。

最近我讀到一篇文章，對我的思維產生了深遠影響。那是布迪艾斯基（S. Budiasky）所寫的〈古老的契約〉（The Ancient Contracct），發表在一九八九年三月二十日的《美國新聞與世界報導》（*U. S. News & World Report*）。它對我們與動物之間不斷演進的關係提出了一個自然史的觀點，一端是相信動物與人平等，其權利應受到保護的支持者，另一端是把動物當做機器一般無情地對待的笛卡兒式觀點，它在兩者之間採取了一個中間立場。我認為，布迪艾斯基的觀點還可加上一個共生的概念。共生關係是兩個不同的物種之間的互利關係，比方說，生物學家發現螞蟻會照料蚜蟲，把它們當作「乳牛」一般地利用，螞蟻給蚜蟲食物，蚜蟲則回報螞蟻一種糖的物質。人餵食、庇護、繁殖牛和豬，這些動物則為人提供食物和衣服。我們絕對不可虐待牠們，因為那會違反古老的契約。牠們於我們有恩，所以我們有義務給牠們良好的生活條件和無痛的死亡。我的工作帶有的矛盾性質常令人們疑惑，但在我務實、科學的思維裡，提供無痛的死亡給我所愛的牛是合情合理的。許多人畏懼死亡，所以無法面對它。

常有人問我是不是素食者。我吃肉，因為我認為不吃任何動物產品的全素飲食是不自然的。即使擁有素食傳統的印度教徒也食用乳製品。全素的飲食缺少維他命B_{12}，而且使用乳製品並不能杜絕動物遭到宰殺，一頭母牛每年都得生一頭小牛才能分泌乳汁，而小牛養了是要殺來吃的。

但在遙遠的未來，當屠宰場走入歷史，牲畜為基因工程產品取代時，恣意創造任何動物或植物的道德問題，會比當地的屠宰場宰殺牛的問題重要多了。人類將有能力操控自己的演進，我們會擁有造物主的能力去創造全新的生命形態，但我們卻永遠無法解答人死後會怎樣的問題，所以人類仍然會需要宗教。宗教所以存留下來，是因為我們知道地球並不是宇宙的中心。不論我們知道多少，永遠都有我們解答不了的問題，但如果我們停止進化，我們就會成為一個沉滯不振的物種。

科羅拉多州立大學一位動物權利議題的哲學家伯納．羅林（Bernard Rollin）指出：「的確，探索的自由是人類文明不可或缺的部分，但道德也是。所以知識的追求一定要考慮道德層面，有所節制。」毫無是非觀念的科學探究會導向殘暴行為，就像納粹的醫學實驗，然而醫學知識也曾因宗教在解剖和研究人體上的禁忌，而延緩了一千年。我們不可讓知識停滯，因為那會妨礙醫學知識的推進，但我們必須謹守道德。生物科技可用來行使高尚、膚淺或邪惡的意圖，如何正確使用這套有力的新知識，不該由極端份子或唯利是圖的人來決定。道德的問題沒有簡單的答案。

探究我們是誰，是人的一個基本需求，一九九〇年代龐大的科學研究案，如人類基因組研究計畫、哈伯太空望遠鏡，以及如今已不存在的高能粒子加速器研究案，取代了先人的金字塔和大教堂。哈伯太空望遠鏡計畫的主要目的之一，是讓我們能直接看到宇宙的源起。它已證實，其他銀河系的中心有黑洞的存在，它的觀測可能會徹底改變我們對宇宙源起的理論。最近的一些哈伯觀測正開始確立，還有其他的星球在更迭的太陽系中旋繞。而多年前，科學家曾因論述這樣的觀點而被處以火刑。

我的障礙賦予我某些能力，特別是理解動物如何感知世界的能力，這使我常深思這些嚴峻的問題，以及宗教做為一個維護同理心與正義行為的道德規約的重要性。

當有機磷加上抗鬱劑削弱了我的宗教感時，我像個大量生產的苦役。服藥沒有影響我設計設備的能力，但熱情消失了，我只是不斷製作設計圖，像部電腦一樣開開關關。這個經驗讓我相信，生命與工作必須有意義才行，不過一直到三年前，當我受雇拆卸一套腳鐐吊升系統時，我的宗教感才又再度燃起。

那是個正逢陣亡將士紀念日的炎熱週末，我得去監督新設備的啟用，但我沒多大的興緻，只覺得它不過是一件枯燥乏味的苦差事。潔淨宰殺的束縛槽在技術上並不特別吸引我，這個工程案對我的智能也沒有什麼啟發性，它不像開創一樣全新的東西，例如我的雙軌輸送系統，那麼具有工程上的挑戰性。

沒想到阿拉巴馬那酷熱的幾天，竟然重新喚起了我舊有的渴望。當我讓動物在接受拉比執行潔淨宰殺時完全保持鎮定，我有一種與宇宙全然合而為一的感覺。在那兒操作著設備，我彷彿進入禪定的狀態，時間靜止了，我與現實完全脫勾。或許，這就是涅槃，也就是禪修者所追尋的最高境界。那是全然的寧靜與祥和的感覺，直到工廠經理叫我到他的辦公室去，我才猛然被拉回現實。原來，幾個小時當中，他一直躲在天花板的鋼樑中，偷窺我溫柔地將每一頭動物固定在束縛槽裡的過程。我知道他覺得很神奇，不過他從來沒有跟我提起這件事。

離開時，在驅車前往機場的路上，我哭了。這次的經驗對我竟然有如此神奇的催眠作用，我很想調頭返回工廠。交了租來的車，在登機門辦理登機手續時，我想到自己溫柔地將牛固定在束縛槽時出神入化的奇妙感覺，跟兒時我在海灘上專注望著沙粒從我的指間流出時，那種超脫現實的感覺十分類似，在這兩次經驗中，所有其他的感覺都被阻斷了。也許誦經和靜坐的和尚也有自閉症的傾向，我注意到，某些吟誦和祈禱儀式與自閉兒的搖晃動作有很大的共通性。我認為這樣的感覺，絕對不只是我自己的腦內啡產生的亢奮作用。

一九九二年一月十一日，我回到那家潔淨宰殺的工廠，在日記中我這麼寫著：

當動物完全保持鎮定時，我的心中湧現一股莫大的平和感，就好像上帝觸碰了我。我對自己正在做的事情，沒有愧疚的感覺，一個稱職的束縛槽操作員一定要喜歡牛，還必須愛牠們。他必須本著純粹的良善之心來操作束縛槽。我越是能用機具溫柔穩住動物，就越感到平靜。當生命力離開動物的身體時，我的心中升起很深的宗教感。人生頭一次，我的理性完全被情感擊潰，而我從來不知道自己有這些情感。

就是那個時候，我了解到感覺和作為之間可能存在的衝突。靜坐禪修的人或許能達到與宇宙合一的最高境界，但他們不會為所處的世界帶來變革和改變。如果我沒有積極說服工廠改建，那麼恐怖的腳鐐吊升系統仍會存在。我同時了解到，宗教性的宰殺儀式是可貴的，因為它對宰殺做了一些限制。那些在高速屠宰場工作的人，每天面對過量的死亡，難怪會變得麻木不仁。

潔淨宰殺工廠所以能防止不當的行為，是因為拉比的宗教信仰。大多數潔淨屠宰場的拉比都必須擁有一顆絕對誠摯的心，且相信他們的工作是神聖的。潔淨屠宰場的拉比是經過特別訓練、信仰虔誠的屠夫，叫做hochet，他必須過著潔身自愛的生活、品性端正。因為潔身自愛，所以他的工作不會使他墮落。

幾乎所有的文化都有宰殺儀式。當你讀到《聖經》的〈申命記〉和〈利未記〉時，你會發現神殿也是鎮上的屠宰場。美國印地安人會對他們食用的動物表示誠敬，在非洲，使用的儀式限制了動物被宰殺的數量。《金枝》（*The Golden Bough*）的作者福雷澤（J. G. Fraser）在書中描述了古希臘人、埃及人、腓尼基人、羅馬人和巴比倫人施行的宰殺儀式。猶太教和伊斯蘭教對宰殺儀式都有明文規定。宰殺受到限制，因為它必須在特定的地方、遵循嚴格的規定和程序，才能執行。

我深信動物死亡的地方是神聖的，所以有必要將儀式帶入傳統屠宰場，利用它來引導人的行為。它將有助於防止人們變得麻木、冷酷。儀式可以很簡單，例如片刻的靜默。除了研發更理想的設計、製造設備以確保所有的動物得到人道的對待之外，那將會是我另一項貢獻。沒有言語，只有片刻純淨的靜默，我完全可以想像這樣的畫面。

是非觀念的培養（新版新增單元）

我在宗教信仰上的改變錯綜複雜，不是簡短的篇幅能說清楚的。因此在這裡，我只想就如何培養自閉／亞斯伯格兒是非觀念，提出建議。是非觀念對一個自閉兒來說過於抽象，所以很難了解。大人必須用許多例子來說明什麼是對的行為、什麼是錯的行為，才能讓他們學會分辨是非。比方說，你不可以偷另一個孩子的玩具，因為如果他偷了你的玩具，你不會高興。你彬彬有禮地對待另一個孩子，跟他分享你的玩具，因為你也希望有機會玩他的玩具。

我是一個透過實例學習的人，會被教養成一個好人或是一個壞人，決定於我的成長背景。小時候，我從未在電視上看到大人違法亂紀卻沒有受到懲罰。我的英雄，超人和獨行俠，都是專門打擊壞人、無庸置疑的好人，這些英雄從來沒有做過卑劣的事或偷竊。今日電影裡的英雄常做壞事，這會讓自閉兒不知如何區別好與壞。我的運動員精神很差，透過具體的例子，我才學會公平競爭的遊戲規則。玩遊戲作弊在我家是不允許的，我的家教告訴我，靠作弊贏得勝利絕對是錯的，向勝利者喝倒彩也有失風度。我曾在一個生日派對上偷了一個玩具救火車，結果母親命我將它物歸原主。

小學的時候，我不怎麼了解祈禱文，它太抽象了。如果我的腦子裡沒有畫面，就沒辦法思考。但教會裡有兩件事是我了解的，每年聖誕節，每個小孩都要帶一樣很好的玩具，把它當做一個聖誕禮物包起來，送給一個窮人家的小孩。禮拜儀式上，神父站在裝滿了禮物的馬槽前面說：「施比受有福。」這留給我很深的印象。我也永遠忘不了，四年級的主日學我們到當地監獄戶外教學，目的是讓我們看到為非作歹的後果。監獄最可怕的是中餐時，他們從大鍋舀給你的那坨餿水般的食物。

文明社會的規範

高中的時候，我將所有的社會規範分為四類，分別是：

1. 為非作歹的事

2. 禮節
3. 違規但不算壞的事
4. 體制之罪

至今我仍遵循這些規則。一個文明社會若要存在，就必須立法禁止人為非作歹，例如殺人或傷人、偷竊、毀壞他人資產。禮節很重要，因為它們有助於人與人的和睦共處。不過社會還得有一類規範是偶爾可以違反的。違規但不算壞的一個例子，是讓一個十幾歲的青少年進入社區大學，雖然他不足齡。但這個青少年必須循規蹈矩，不擾亂秩序，那麼違反規定入學才能合理化。他必須深切明白，進入社區大學就讀是成年人才有的特權。體制之罪是每個社會自訂的，一個美國的體制之罪在荷蘭可能不算觸法，毒品罪就是一個很好的例子。在美國，觸犯毒品法的刑責可能比謀殺罪還要重，這沒什麼一定的道理。「罪」的刑罰很重，但不合邏輯。高中時我就了解，如果我能讓師長相信我絕不會觸犯體制之罪，那麼我做了違規但不算壞的事，就比較能得到寬恕。高中的體制之罪包括性行為、抽煙和毒品。違規但不算壞的事包括夜不歸校、沒有教職員的陪同擅自到山坡上放風箏。

正向教育的重要性

自閉／亞斯伯格症患者比較容易執著於負面的想法。大人應該灌輸自閉兒正向的宗教價值觀，教導孩子生活要有德有守、善待別人、尊重別人。利用孩子參與活動的實例來教育他們，小學生可以幫忙揀拾住家附近的垃圾，節慶假日時，可為養老院的老人製作卡片給或裝飾布置。你必須讓孩子知道，他們應該為改善社區盡一己之力。高中生可輔導年紀較小的孩子如何閱讀，或幫一位老太太粉刷屋子。抽象的宗教概念是自閉光譜上的許多孩子無法了解的，所以不如讓他們透過一連串實際參與的活動，來學習如何做個好公民。自閉／亞斯伯格光譜上的孩子需要藉由許多例子來學習「黃金律」，以現代英文的說法就是：你們願意人怎樣待你們，你們也要怎樣待人。世界幾大宗教都有這樣的教條。對基督徒來說，一個很好的教育工具就是寫著下面這句話的鑰匙環和項鍊：「耶穌會怎麼做？」如果祂活在現世，祂絕不會偷竊、祂會謙和有禮、祂會善待動物、祂會誠實、祂絕不會嘲弄別人、祂會幫老太太提購物袋。當孩子做了一件好事，告訴他：你做了一件耶穌會做的好事。猶太教很重視一個人的生活方式，讓孩子知道做好事以造福社區的重要性。對伊斯蘭教徒來說，救濟窮人、幫助有困難的人是伊斯蘭教的核心價值之一。要孩子到布施食物的場所幫忙，或要他們用自己的錢去買食物或衣服給窮苦的人。有些自閉兒不懂金錢的用途，如果他們必須用自己打工賺的錢去買東西給窮苦的人，就比較能了解金錢的意義。

另外，還有一些傳統的價值觀是我很認同的，那就是童子軍守則、四健會誓約，以及一九五〇年代孩子心目中的牛仔英雄洛伊．羅傑斯（Roy Rogers）強調禮貌與善良的「生活守則」。你應當讓孩子在年紀尚幼時，就牢牢記住殺人或害人是大錯特錯的行為。對於自閉光譜上的人來說，十誡中最重要的就是不可殺人和不可偷盜這兩個誡律，它們將有助於防止孩子涉入幫派或不法的勾當。

有些人對宗教的偏執令我不安，特別是高功能自閉和亞斯伯格症患者。最危險、不健康的偏執之一，就是視其他宗教的信徒為邪惡之人或壞人。歷史上最糟糕的戰爭，就是以宗教之名發動的戰爭。光譜上的人如果沉迷於電腦或運動比賽的統計資料，要比不健康地沉迷於宗教好太多了。他們需要學習如何為宗教而活，也就是做一個好人。

高中時我曾收到一家牛槽公司的小冊子，寫著「無價之寶的見地」。

「人願為宗教而爭論、為宗教而著述、為宗教而戰、為宗教而死，他們願意為宗教做任何事，就是不願為宗教而活。」

我，永遠不會忘記那段引文。

心靈工坊 PsyGarden

Self Help 069

星星的孩子：自閉天才的圖像思考

Thinking in Pictures: and Other Reports from My Life with Autism

作者—天寶・葛蘭汀（Temple Grandin）

譯者—傅馨芳　審閱—蔡文哲

出版者—心靈工坊文化事業股份有限公司

發行人—王浩威

總編輯—徐嘉俊　責任編輯—黃心宜　特約編輯—蕭永玫

通訊地址—10684台北市大安區信義路四段 53 巷 8 號 2 樓

電話—(02) 2702-9186　傳真—(02) 2702-9286

E-mail—service@psygarden.com.tw　網址—www.psygarden.com.tw

製版・印刷—漾格科技股份有限公司

總經銷—大和書報圖書股份有限公司

電話—(02) 8990-2588　傳真—(02) 2290-1658

通訊地址—248新北市五股工業區五工五路二號

初版一刷—2012 年 10 月　初版六刷—2022年 9 月

ISBN—978-986-6112-56-0　定價—380元

國家圖書館出版品預行編目資料

星星的孩子：自閉天才的圖像思考／天寶・葛蘭汀（Temple Grandin）作 ；傅馨芳譯.　--初版.--臺北市：

心靈工坊文化, 2012.10　面；公分.（Self Help：069）

譯自：Thinking in Pictures: and Other Reports from My Life with Autism

ISBN 978-986-6112-56-0（平裝）

1. 葛蘭汀（Temple Grandin）　2. 自閉症　3. 傳記　4. 美國

415.988　　101019437

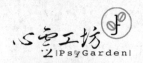